CONTRIBUTION A L'ÉTUDE

DES

TUMEURS BLANCHES ET DES ABCÈS FROIDS

DANS LEURS RAPPORTS AVEC

L'INFECTION TUBERCULEUSE

PAR

Victor MÉNARD

Docteur en médecine de la Faculté de Paris.
Ancien interne lauréat des hôpitaux de Paris (Médaille d'argent, 1883).
Aide d'anatomie à la Faculté.

PARIS
A. PARENT, IMPRIMEUR DE LA FACULTÉ DE MÉDECINE
A. DAVY, successeur
52, RUE MADAME ET RUE MONSIEUR-LE-PRINCE, 14

1884

CONTRIBUTION A L'ÉTUDE

DES

TUMEURS BLANCHES ET DES ABCÈS FROIDS

DANS LEURS RAPPORTS AVEC

L'INFECTION TUBERCULEUSE

PAR

Victor MÉNARD

Docteur en médecine de la Faculté de Paris.
Ancien interne lauréat des hôpitaux de Paris (Médaille d'argent, 1883).
Aide d'anatomie à la Faculté.

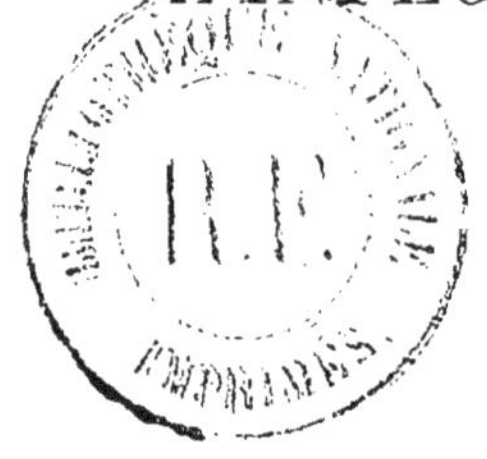

PARIS

A. PARENT, IMPRIMEUR DE LA FACULTÉ DE MÉDECINE

A. DAVY, successeur

52, RUE MADAME ET RUE MONSIEUR-LE-PRINCE, 14

1884

CONTRIBUTION A L'ÉTUDE

DES

TUMEURS BLANCHES ET DES ABCÈS FROIDS

DANS LEURS RAPPORTS AVEC

L'INFECTION TUBERCULEUSE

INTRODUCTION ET DIVISION DU SUJET.

« Dans l'étude des malades, dit Bonnet, il ne faut jamais négliger de rechercher si les tumeurs fongueuses sont indépendantes d'une diathèse générale ou si elles en sont la conséquence. » C'est ce précepte qui nous guidera dans les recherches cliniques qui font l'objet de ce travail. Les tumeurs blanches, les abcès froids, ossifluents ou indépendants des os, sont si souvent précédés, accompagnés ou suivis de l'apparition de tubercules sur différentes parties de l'organisme, spécialement sur les organes viscéraux, le poumon, le testicule, les méninges, qu'il est impossible de ne voir là qu'une coïncidence. Mais quand on arrive à vouloir préciser quelle est la relation qui relie l'accident articulaire ou osseux à la lésion viscérale, on se heurte à des difficultés qui ne sont pas encore résolues définitivement, malgré le grand nombre de travaux anciens et surtout récents sur la question.

Pour définir une maladie, pour la caractériser, il faut recueillir et coordonner toutes les données fournies par l'étude clinique, par l'anatomie pathologique, et aujourd'hui il convient d'ajouter, pour tout ce qui concerne la tuberculose, par la physiologie pathologique, par la pathologie expérimentale. C'est sur cette triple base que doivent s'appuyer tous les essais de nosographie.

Les chirurgiens n'ont pas toujours été d'accord sur ce qu'il convient d'entendre, en clinique, sous le nom de tumeur blanche et d'abcès froid. Autrefois, et jusqu'au milieu de ce siècle, la plupart des arthrites chroniques, des lésions chroniques des articulations étaient comprises sous la dénomination commune de tumeurs blanches. L'arthrite fongueuse d'origine purement traumatique, l'arthrite rhumatismale chronique, les arthropathies nerveuses, les arthrites scrofulo-tuberculeuses se trouvaient réunies dans un chapitre commun. Les lésions consécutives au cancer, épithéliome ou sarcome, les lésions syphilitiques n'y échappaient pas elles-mêmes. Aussi ce chapitre de pathologie était-il plein d'obscurité et de confusion.

Les notions médicales acquises successivement, celles surtout que nous a fournies l'anatomie pathologique, ont amené les auteurs à faire des divisions dans cet ensemble disparate. M. Richet, le premier, a su en détacher ce qui appartient à la syphilis. En décrivant les tumeurs blanches syphilitiques, il a créé un chapitre nouveau de pathologie qu'il convient de distraire du cadre des tumeurs blanches. Pour eviter un néologisme, M. Richet n'avait point créé un nom nouveau. Aujourd'hui la syphilis articulaire est étudiée dans un chapitre à part.

Les arthropathies nerveuses ne sont pas confondues avec les tumeurs blanches. Le médecin et le chirurgien connaissent les caractères distinctifs tirés de la clinique et de l'anatomie pathologique et qui séparent l'arthrite des ataxiques, de l'arthrite fongueuse des scrofuleux et des tuberculeux. L'arthrite rhumatismale chronique avec ses variétés nombreuses est aussi décrite à part. Quant aux lésions cancéreuses des articulations, elles ne présentent, dans leur origine et dans leur nature, aucun rapport avec la tumeur blanche.

Malgré ces éliminations nécessaires, le même terme de tumeur blanche est encore trop compréhensif. L'arthrite suppurée chronique d'origine franchement traumatique, celle qui succède à une plaie, à une fracture articulaire, ne devrait pas être confondue avec la tumeur blanche. De même l'arthrite suppurée consécutive à l'ostéomyélite aiguë spontanée, n'a pas la même origine, la même cause, ni, par suite, la même évolution que l'arthrite chronique strumeuse. Dans ces deux derniers genres d'arthrites chroniques, il peut se développer, il se développe souvent des fongosités, mais selon la remarque de MM. Verneuil et Lannelongue (1), ces fongosités ne sont pas les mêmes que celles de l'arthite fongueuse des tuberculeux. La présence de fongosités ne serait donc plus elle-même le caractère distinctif de la tumeur blanche, comme l'écrivait M. Panas, en 1867.

Il nous semble qu'il serait conforme à la réalité des choses, en même temps qu'avantageux au point de vue de la clarté, de restreindre ainsi ce qui doit rester

(1) Société de chirurgie, 1882.

décrit sous le vieux nom de tumeur blanche, créé par Wiseman.

Nous ne prétendons pas, du reste, enlever par ces divisions toutes les difficultés pratiques. Il reste des cas obscurs, d'un diagnostic incertain, dans lesquels il est fort difficile de faire la part à plusieurs éléments étiologiques, qui se trouvent réunis sur le même sujet. Le traumatisme peut être la cause occasionnelle de l'arthrite fongueuse du scrofuleux, du tuberculeux ; le cas est commun. Plusieurs états généraux distincts ne peuvent-ils pas aussi se rencontrer réunis dans l'apanage d'un même individu? On ne peut soutenir maintenant l'exclusion réciproque des diathèses ; on sait que les arthritiques peuvent devenir des tuberculeux, que le cancer n'exclut pas la phthisie pulmonaire. La syphilis imprime-t-elle un cachet spécial à l'arthrite fongueuse des tuberculeux? L'arthritisme agit-il d'une manière particulière sur les accidents articulaires d'origine non arthritique, comme il agit sur la marche de la tuberculose pulmonaire? Il est probable que ces cas hybrides existent réellement, mais nous ne voulons pas toucher cette question difficile.

Pour nous, nous considérons, sous le nom de tumeur blanche, l'arthrite chronique fongueuse des tuberculeux, bien que, dans un certain nombre de cas, l'arthrite fongueuse tuberculeuse soit un accident isolé. Ce qui peut embarrasser dans la pratique.

Le chapitre des abcès froids nous paraît mieux limité que celui des tumeurs blanches. Les travaux de Nélaton sur la tuberculose osseuse, plusieurs mémoires récents (Brissaud, Lannelongue) sont venus jeter un jour nouveau sur ces affections, qu'elles soient

d'ailleurs liées au squelette, ou qu'elles en soient indépendantes.

Les études anatomiques ont le plus contribué à déterminer la nature des arthrites scrofuleuses et des
abcès froids. C'est la thèse de Nélaton qui marque le
premier pas dans cette voie. Cet auteur a essayé,
comme il le dit, de créer la tuberculose du système
locomoteur, comme Laënnec avait fait pour la tuberculose pulmonaire.

Mais les progrès apportés par l'histologie donnent à
la question un nouvel aspect. Rokitansky, dès 1840,
affirme la nature tuberculeuse des produits caséeux,
des arthrites fongueuses et des abcès froids. M. Ran-
vier (1868, Arch. de phys.) retrouve la granulation
grise caractéristique sur plusieurs points du squelette
dans les os à moelle rouge et dans les épiphyses chez
les phthisiques. Récemment, plusieurs mémoires
successifs de notre maître M. Lannelongue, un travail
de MM. Poulet et Kiener (Arch. de phys., 15 février
1883) démontrent l'existence, sous différents aspects,
des éléments des tubercules dans les épiphyses voisines
des arthrites fongueuses, dans les os qui sont le point
de départ des abcès froids. La présence des tubercules
dans les fongosités dans la paroi des abcès froids est
démontrée successivement par MM. Brissaud et Josias, par M. Lannelongue. Enfin, des observations
déjà nombreuses ont en outre montré des poussées,
de granulations miliaires à la surface des synoviales
articulaires. Nous aurons à rappeler ces observations.
Si donc, on s'en fiait aux résultats de l'anatomie pathologique, la très grande majorité des travaux récents tendraient à rapprocher la tumeur blan,che,

l'abcès ossifluent, la gomme scrofuleuse sous-cutanée, des lésions tuberculeuses viscérales.

« L'identité des caractères anatomiques, dit Cruveilhier (1), doit être en anatomie pathologique la seule base de classification. Les caractères cliniques puisés dans l'observation ne doivent venir qu'en seconde ligne. » A ce compte, en anatomie pathologique, il convient de rapprocher la tumeur blanche et l'abcès froid de la tuberculose des différents systèmes organiques, pulmonaire, génital, urinaire, intestinal, cérébro-spinal. Cela est vrai du moins, dans l'état actuel de nos connaissances scientifiques. Cela serait plus vrai encore si le follicule tuberculeux avait des caractères absolument spécifiques. Mais après avoir cherché la caractéristique du tubercule dans la granulation grise de Laënnec, dans la cellule géante et dans les cellules épithélioïdes de Langhans, dans le nodule tuberculeux, les histologistes les plus habiles et les plus expérimentés reconnaissent la difficulté, ou mieux l'impossibilité de distinguer, même sous le microscope, la granulation tuberculeuse des granulations de la morve, de celles de la lèpre.

Là où le microscope ne peut dire le dernier mot, l'expérimentation apporte des notions nouvelles.

Villemin (1865) démontre l'inoculabilité des produits tuberculeux. Ce fait a été l'objet d'une longue controverse. Déjà Cruveilhier et Lombard (1826), puis Crocq (1856), Lebert et de Wyss (1867), M. Colin, Conheim et Frœnckel (1869), Waldenbourg (1879), H. Martin, etc., reproduisent, en inoculant à des animaux les substances les plus diverses, des lésions que leur morphologie ne distingue pas du tubercule

(1) J. Cruveilhier. Traité d'anat. path., t. IV, p. 534.

Mais, se plaçant dans de meilleures conditions, MM. Villemin, Bernhardt, Frœnkel, Klebs et Schüller, ont pratiqué les mêmes inoculations avec des substances autres que les tubercules et n'ont pas obtenu la reproduction du tubercule. Enfin, les expériences de M. H. Martin, dans lesquelles des inoculations en série, faites d'une part avec de la matière tuberculeuse, d'autre part avec des substances non tuberculeuses, donnaient des résultats positifs dans le premier cas, négatifs dans le second, ces expériences tendent à démontrer la spécificité de la tuberculose.

A l'inoculabilité du tubercule, à sa spécificité soutenue par le plus grand nombre des expérimentateurs, se joint la recherche de l'élément infectieux.

En 1877, Klebs cultive de la matière tuberculeuse, reproduit la tuberculose vraie avec les produits de culture. Toussaint reprend et varie les mêmes expériences en 1881. Ces deux auteurs avaient décrit des microorganismes comme pouvant être l'élément actif de l'infection. Koch, de Berlin, en 1882, décrit, cultive un bacille ; avec les produits de culture, il reproduit la tuberculose. On apprend à colorer ce bacille, à le distinguer des autres microorganismes si nombreux et si inconnus qui pullulent dans les matières tuberculeuses.

Ce bacille tuberculeux est trouvé non seulement dans les granulations grises du poumon et des autres viscères, mais dans la plupart des régions atteintes de tubercules.

En ce qui concerne les tumeurs blanches et les abcès froids. M. G. Bouilly vient de publier dans la *Revue mensuelle de chirurgie* (novembre 1883, page 886), une note où il rappelle les résultats énoncés par Schuchardt et F. Krause, et ceux de ses observations personnelles. Les recherches des auteurs Allemands, portent sur les tubercules des synoviales articulaires (10 cas), sur les tubercules articulaires (3 cas), sur les abcès froids tuberculeux (14 cas), sur des ganglions (3 cas), sur les synoviales de l'avant-bras (1 cas) sur le lupus (4 cas), sur les muscles (1 cas), sur la langue (1 cas), sur le testicule (1 cas), sur les organes génitaux de la femme. Le bacille, d'après eux, se retrouve constamment. M. Bouilly ajoute quatre observations analogues qui confirment la présence constante du même bacille.

Ce serait préjuger de la solution définitive de la question, que de considérer les résultats précédents comme définitivement acquis. Ils indiquent le sens dans lequel sont dirigées les études qui tendent à établir la nature infectieuse et la spécificité de la tuberculose.

En ce qui concerne les tumeurs blanches scrofulo-tuberculeuses, les lésions carieuses des os, des abcès froids, toutes lésions qui présentent entre elles des analogies évidentes d'évolution clinique et de lésion, les auteurs ont essayé de longtemps d'établir des classements divers, selon le point de vue auquel ils se plaçaient en écrivant sur le sujet.

Les anatomo-pathologistes se sont préoccupés de la lésion initiale, de son début, soit dans les os, soit dans la synoviale, du mode d'envahissement de l'articulation quand l'os est d'abord malade, de la nature de ces lésions, de leur étendue. Toutes ces études, qui ont pour base l'examen direct de la lésion, considèrent avant tout la lésion locale.

Telles sont la thèse de Nélaton d'abord, puis toutes les recherches récentes qui sont parvenues à démontrer directement l'existence et la fréquence, on peut le dire, de la tuberculose de l'appareil locomoteur.

Tout autres sont les tendances des auteurs qui prennent pour base de leurs recherches l'examen au lit du malade. Ici, l'esprit se préoccupe constamment de l'état général des malades, de cette chose indéterminée mais réelle, qui prend le nom de diathèse, dont on connaît les effets et non la nature essentielle.

Déjà Delpech, au commencement de ce siècle, considérait les tumeurs blanches et les abcès froids comme une dépendance de la diathèse tuberculeuse.

Bonnet, en 1845, distinguait, parmi les individus atteints de tumeur blanche, trois catégories, trois types principaux :

1.° Les tuberculeux, qui ont à la fois un mal de Pott, des abcès par congestion, des abcès ganglionnaires, des tubercules pulmonaires et des tubercules des autres viscères ;

2° Les scrofuleux, dont il retrace les principaux traits : visage coloré, narines épaisses, lèvres gonflées, tissus flasques, lésions superficielles diverses du cuir chevelu, engorgements ganglionnaires, etc. Il oppose ce portrait à celui du tuberculeux, qui est pâle, amaigri, rachitique, dont le système musculaire est réduit aux plus minimes proportions.

3° A côté des tuberculeux et des scrofuleux, Bonnet trouve une troisième catégorie de malades « affectes de suppurations spontanées, qui, semblables aux tuberculeux, sont pâles, maigres, sans trace de tuméfaction des glandes extérieures, et qui sont affectés d'un nombre plus ou moins considérable d'abcès froids, indépendants de toute production tuberculeuse. Ces malades peuvent être considérés comme atteints d'une diathèse purulente chronique..»

En dehors de toute préoccupation doctrinale, les trois types cliniques précédents se trouvent dans l'observation clinique. Le premier type représente le phthisique atteint de tumeur blanche ou d'une lésion osseuse chronique ; le second se voit chaque jour chez les scrofuleux porteurs d'une ou plusieurs lésions chroniques des os ou des articulations ; le troisième, moins bien tracé peut-être, se retrouve encore chez des individus atteints de suppurations chroniques locales qui incombent souvent à une sorte d'infection putride sans envahissement tuberculeux des viscères. Cependant l'auteur de ces distinctions est le premier à reconnaître la difficulté de marquer des limites nettement tranchées entre ces diverses catégories de faits : il reconnaît qu'il y a des rapports étroits entre ce qu'il appelle différentes diathèses.

Bazin englobe dans le domaine de la scrofule à peu près tous les faits que Bonnet distinguait en trois classes. Pour Bazin, le scrofuleux devient un tuberculeux ; la lésion tuberculeuse, le tubercule est la signature de la scrofule. Dans cette idée c'est la scrofule qui absorbe la tuberculose dans son large cadre.

A côté du chapitre des grandeurs de la scrofule, dit M. Villemin (Soc. méd. des hôp., 1881), il y a celui de sa décadence. Ce dernier auteur montre tous les chapitres de la pathologie interne et de la pathologie externe, que l'anatomie pathologique et l'expérimentation ont fait passer du territoire de la scrofule dans celui de la tuberculose : tels sont les chapitres qui nous concernent, ceux des tumeurs blanches et des abcès

froids. Les recherches anatomiques de Köster, de
MM. Brissaud et Josias, de M. Lannelongue, etc.,
l'expérimentation même ont uniformément abouti au
même résultat, la démonstration de l'élément tuberculeux dans ces affections. Après cela, que faut-il entendre par les termes de scrofule, de tuberculose. Si
.'on entend par scrofule l'ensemble des affections auxquelles le scrofuleux est exposé, comme l'entendait
Bazin, un très grand nombre de phthisies pulmonaires
rentrent dans son territoire. Quant à la tuberculose,
elle devient scindée en deux types, scrofuleux et non
scrofuleux.

Nous ne voulons pas dire toutefois que tout abcès
froid, toute arthrite subaiguë ou chronique, survenant
chez un scrofuleux, soient tuberculeux, mais ils sont
fort exposés à le devenir. Il y a là d'ailleurs, il nous semble, une distinction fort difficile à faire pratiquement.
Il est malaisé souvent de dire si un foyer d'inflammation profonde, scrofuleuse, contient ou ne contient pas
de tubercules, puisqu'il n'est point démontré encore
que tous soient primitivement tuberculeux. A supposer qu'à un moment donné il ne le soit pas, puis qu'il
le devienne, le passage du premier état d'inflammation
simple au second d'inflammation tuberculeuse est difficile à saisir et à marquer dans l'état actuel de nos
connaissances. Mais il n'en reste pas moins dès maintenant démontré de visu que la très grande majorité,
pour ne pas dire la totalité des lésions osseuses ou articulaires, des abcès froids et des tumeurs blanches, à
un certain degré de leur évolution, présentent des lésions tuberculeuses à une période quelconque de leur
évolution. De ce qu'il est difficile de dire quand le
scrofuleux, terrain préparé, devient un tuberculeux,

terrain infecté, il n'en résulte pas qu'on puisse nier
la fréquence de cette infection.

En résumé, l'anatomie pathologique retrouve chez
les scrofuleux, chez les arthritiques, chez les individus
qui n'avaient aucune tare préalable, la granulation
tuberculeuse avec les mêmes caractères. Cette granulation, nous l'avons dit, n'est même pas morphologi-
quement spécifique, puisque le microscope retrouve
dans la morve, dans la lèpre, des éléments granuleux
tout à fait semblables, quant à l'aspect. A plus forte
raison, les études anatomiques ne pourront-elles, à ce
compte, établir une distinction entre la scrofule quaternaire de Bazin et la tuberculose. Le follicule tuberculeux n'est point anatomiquement un élément spécifique.

Les inoculations, les études microbiologiques tendent au contraire à reconnaître nettement la spécificité de la tuberculose. La tuberculose devient ainsi
une maladie infectieuse. Le scrofuleux n'est plus qu'un
terrain favorable à cette infection et un terrain sur
lequel les produits infectieux auront une évolution et
un aspect particulier. Telles sont les définitions auxquelles ont abouti les longues discussions à la Société
médicale des hôpitaux sur ce sujet, en 1881. Pour
quelles fussent à l'abri de toute réserve, il faudrait
qu'elles fussent d'une application générale, que toutes
les phthisies scrofuleuses fussent acquises à la tuberculose, que toutes les lésions de scrofule quaternaire
de Bazin fussent démontrées tuberculeuses.

Ces considérations d'ordre général se rapportent directement à notre sujet, en ce qu'elles montrent de
quelles notions l'esprit doit être prémuni quand on

aborde l'étude du malade, en ce qu'elles indiquent la méthode à suivre dans tout examen clinique.

Pour interpréter avec justesse une affection locale, il faut non seulement faire son histoire isolée, mais examiner le malade tout entier, il faut chercher quelle sorte de relation unit les différentes lésions qu'un même individu présente.

Cette méthode a déjà été appliquée à l'étude des rapports des lésions chroniques des articulations et des os avec la tuberculose. Un élève d'Ollier, Roux (1), démontrait dans sa thèse (1875) l'existence de l'arthrite tuberculeuse. Cet auteur distingue deux cas cliniques. Dans le premier, la phthisie est primitive, l'arthrite secondaire ; dans le second cas, au contraire, c'est l'arthrite qui précède la lésion pulmonaire. Une autre thèse, celle de M. Ricard (2), rend l'étude plus complexe. On y voit successivement examinés les cas dans lesquels la tuberculisation articulaire complique 1° la granulie généralisée ; 2° la phthisie pulmonaire ; 3° la tuberculose osseuse. Enfin, dans une quatrième division, il place une observation de tuberculisation articulaire primitive.

Cet essai de classification vise surtout les localisations articulaire, pulmonaire et osseuse. Mais dans la pratique, les différents aspects que présentent les malades sont infiniment plus complexes. Il serait difficile de les réunir tous dans une classification réelle, on ne peut que rapprocher les faits analogues, constituer un certain nombre de groupes séparés, les uns des autres seulement par des nuances.

(1) De l'arthrite tuberculeuse. Th. de Paris, 1875.
(2) De la tuberculose des synoviales articulaires. Thèse de Paris, 1881.

Ménard.   2

M. Casaubon (1) réunit, sous le titre de granulie des synoviales articulaires, des cas un peu trop dissemblables. Il distingue, en effet, à la granulie, une forme aiguë, une forme chronique sans fongosités ni abcès froids une forme chronique avec fongosités ou abcès froids. C'est, il nous semble, donner au terme de granulie, qui s'applique généralement aux formes rapides de la tuberculose, quel que soit d'ailleurs l'organe atteint, une signification nouvelle, capable d'amener de la confusion dans un sujet déjà fort embarrassé.

Pour nous, laissant à l'écart les côtés théoriques de la question, ne nous préoccupant qu'accessoirement des lésions anatomiques constatées à l'autopsie, mais en tenant compte toutes les fois qu'elles sont relatées, nous nous plaçons sur le terrain de la clinique. Nous essaierons de montrer, dans les nombreux cas où le tumeurs blanches et les abcès froids sont précédés, accompagnés et suivis de manifestations tuberculeuses évidentes sur différents points de l'économie, quelle place l'accident chirurgical doit occuper dans le syndrome. Quand la tumeur blanche ou l'abcès froid se présentent comme accidents isolés, nous aurons à examiner comment il faut aujourd'hui interpréter leur étiologie, leur nature, quelle place ils doivent prendre en nosographie.

Nous examinons successivement: 1° les cas où un grand nombre de localisations tuberculeuses, viscérales et extérieures, se trouvent réunies sur le même sujet: tuberculose généralisée avec tumeur blanche ou abcès froid.

2° Les cas où la lésion chirurgicale est seulement

(1) Thèse de Paris, 1883. De la granulie des synoviales articulaires.

précédée, accompagnée ou suivie d'une seule ou d'un petit nombre de .manifestations tuberculeuses viscérales (pulmonaire, méningitique, génito-urinaire) : tuberculose viscérale à localisation sur un seul organe avec abcès froid et tumeur blanche.

3° Les cas, où les viscères restant intacts, les lésions chirurgicales articulaires, osseuses ou cellulaires ont tantôt plusieurs foyers sur un même sujet, tantôt un seul,

4° Nous examinerons, au point de vue de la pratique, quel compte il faut tenir de l'état général d'un malade, qu'il peut être question d'opérer, et quelle influence ont les opérations elles-mêmes sur l'infection tuberculeuse,

CHAPITRE PREMIER.

Parmi les cas de tuberculisation généralisée, que
nous aurons à considérer, nous distinguerons deux
variétés : dans un premier groupe de faits, il s'agit de
la granulie proprement dite, dans laquelle les malades
succombent le plus souvent en quelques semaines, ou
en deux mois au plus ; la granulation tuberculeuse ne
parvient pas à un degré avancé de son évolution ;
dans un second groupe se rangent des observations
dans lesquelles la maladie a une marche plus lente,
l'invasion ne se fait pas d'emblée et du même coup
sur plusieurs viscères importants ; elle procède par
poussées successives, étendant ainsi progressivement
le territoire morbide. Ici, le malade peut survivre des
mois, des années même, si la tuberculasition n'atteint
pas gravement des organes essentiels, comme le poumon ou les méninges.

Nous allons examiner quel rang, quelle importance
il convient de donner dans ces deux cas à l'affection
chirurgicale concomitante, tumeur blanche ou abcès
froid.

§ 1. *Tumeur blanche et abcès froids dans la tuberculisation généralisée, rapide ou granulie.*

Les observations qui se rangent sous ce titre sont
encore en nombre restreint. L'attention fut d'abord

attirée sur la tuberculose des synoviales, par une observation de M. Cornil, publiée dans les Archives de
physiologie de 1870. Cet auteur, en même temps qu'il
constatait des lésions tuberculeuses avancées des poumons, des plèvres, du péricarde, des reins, de la rate,
des lésions vertébrales, examina aussi au microscope
les lésions articulaires, et démontra l'existence de
granulation à la surface de la synoviale. Cette observation est d'une grande importance pour notre sujet;
mais le malade portait des cavernes aux deux sommets,
il n'avait succombé qu'après quelques années d'évolution de la phthisie. Il ne s'agissait donc pas de tuberculose miliaire aiguë. Nous aurons à revenir sur cette
observation dans notre prochain groupe, à propos des
formes chroniques de la tuberculose.

A la même époque, Köster publiait dans les Archives de Virchow des observations analogues, et
démontrait anatomiquement la présence de granulations tuberculeuses sur les synoviales. Mais, dans les
cas examinés, il s'agissait de tuberculose chronique.
La première observation de granulie généralisée avec
détermination articulaire est celle de M. Laveran (1)
(obs. I). Il s'agit d'un jeune homme qui entre au Val-
de-Grâce pour un *rhumatisme subaigu* datant de six
jours; le lendemain de l'entrée à l'hôpital, il est pris
d'accidents thoraciques à forme dyspnéique avec une
fièvre intense, une température qui varie entre 39° et
40°. L'affection a une marche rapidement aggravante;
le malade succombe asphyxié. L'évolution de la tuberculose s'était effectuée en six semaines. Au moment
de l'entrée du malade à l'hôpital, l'attention n'étant
attirée que du côté de l'articulation dont le malade se

(1) Progrès médical, 1876, p. 727.

plaignait, on avait posé le diagnostic : rhumatisme articulaire. Quelques jours plus tard, l'apparition des phénomènes thoraciques, et des phénomènes généraux, faisait un ensemble clinique assez caractéristique pour permettre à M. Laveran de reconnaître qu'il s'agissait d'une *tuberculose aiguë à forme asphyxique*. L'autopsie démontra l'existence de granulations tuberculeuses à la surface des plèvres, dans les deux poumons, dans le péricarde, dans le péritoine, dans la rate, dans les deux reins. Trois noyaux tuberculeux du volume d'un pois occupaient l'épaisseur de la protubérance. Enfin, l'examen à l'œil nu, l'examen histologique, montrèrent à la surface de la synoviale du genou gauche des granulations grises.

Cette observation tout à fait concluante montre un cas de localisation à une synoviale articulaire dans la tuberculose aiguë généralisée. L'arthrite avait donné d'abord l'idée qu'il s'agissait d'un rhumatisme.

Les cas de ce genre sont rares. Les malades atteints de granulie sont généralement admis dans les services de médecine où l'attention peut n'être qu'accessoirement attirée du côté des manifestations articulaires. On peut qualifier celles-ci de douleurs rhumatoïdes (Beau), si l'on n'y prend garde. C'est généralement sous une forme clinique atténuée, moins rapide, que l'on rencontre des cas plus ou moins analogues à celui de M. Laveran. C'est ainsi que se représente l'observation d'un homme de 41 ans (obs. II), qui entre à l'hôpital Cochin, service de M. Th. Auger, le 12 mars 1881, avec une arthrite subaiguë sans épanchement. Des pointes de feu sont appliquées sur le genou. Les jours suivants apparaissent les signes d'une tuberculose aiguë généralisée, avec albuminurie, qui emporte le malade en une dizaine de jours. A l'autopsie on trouve les poumons et la plèvre semés de tubercules crus ; les reins, volumineux, congestionnés, contiennent quelques granulations. Dans le genou malade les cartilages sont altérés ; les franges synoviales rouges, congestionnées ; à l'œil nu, on ne voit pas de tubercules à la surface de la séreuse. L'examen histologique n'est pas fait.

L'observation si remarquable de M. Lannelongue (obs. III), représente un type plus lent. Ici, il s'agit d'une arthrite, qui a les caractères cliniques d'une tumeur blanche. Le malade, un jeune garçon de douze ans et demi, souffre de son genou depuis trois mois, le genou est gonflé, la synoviale est épaissie, aucun traitement actif ne peut être suspecté de mettre en activité la tuberculose imminente. On ne fait que de la compression locale. Le petit malade, entré le 27 février à l'hôpital, est pris, à partir du 2 avril, un mois plus tard, d'accidents méningés auxquels il a succombé en treize jours. A l'autopsie, il y a des granulations tuberculeuses dans la pie-mère, aux deux sommets des poumons, qui sont adhérents, fait qui semble indiquer que la lésion n'est pas tout à fait récente.

A la surface de la synoviale du genou malade se voit une poussée de granulations ; elles ressemblent aux granulations grises qui s'observent à la surface du péritoine dans les formes aiguës de la tuberculose. Une tache jaune occupe le centre du tibia.

Ces deux dernières observations, dont la première manque de détails anatomiques suffisants pour prendre une valeur concluante, diffèrent de la première en ce que la marche de la maladie est plus lente, en ce que le phénomène articulaire précède la poussée granuleuse des viscères, non plus de quelques jours seulement, mais de quelques semaines, ou même de quelques mois. Dans les trois cas, la maladie générale est bien la tuberculose miliaire aiguë, et nous montrerons qu'on ne peut en détacher la détermination articulaire, synoviale.

Nous ne pouvons nous empêcher de rapprocher des faits précédents, une observation remarquable de M. Charvot (Gaz. hebd., 1882, p. 380), dans laquelle des déterminations locales de la tuberculose atteignent non les jointures, mais les os (obs. V). Il s'agit d'un jeune soldat, ayant des antécédents tuberculeux dans sa famille. Il entre à l'hôpital du Val-de-Grâce avec un abcès froid de la région parotidienne qui dure depuis deux mois. Cet abcès est ouvert, le maxillaire est à nu dans la cavité. Des fongosités ne tardent pas à remplir le foyer suppurant. Puis, durant les cinq mois qui suivent, se produisent successivement des signes d'ostéite des vertèbres lombaires et dorsales inférieures; l'état général s'aggrave. Une série d'abcès froids se montrent sans douleur autour du bassin, sur la paroi costale; le malade succombe après une série d'accidents dont la durée a été d'environ huit mois au total.

A l'autopsie on trouve les poumons farcis de tubercules crus, ce qui n'avait déterminé durant la vie, aucun phénomène qui pût attirer l'attention de ce côté. Des tubercules à divers degrés d'évolution, depuis la granulation jusqu'aux masses caséifiées, se rencontrent dans les vertèbres dorsales et les lombaires, dans le sacrum et les deux os iliaques, dans l'épaisseur des côtes, du sternum et de la paroi crânienne. En dehors des poumons, aucun autre viscère ne présente de lésions tuberculeuses, si ce n'est le côlon transverse, sur lequel se rencontre une ulcération.

Dans tous les faits précédents les affections ou mieux les localisations des divers organes : viscères, os, articulations, se trouvent reliées entre elles, chronologiquement d'abord par un ordre variable de succession plus ou moins rapide. Il est tout à fait impossible de voir là des coïncidences, il y a un enchaînement entre les différents faits. Est-ce une relation de cause à effet, ou bien tous les accidents sont-ils les effets communs d'une cause générale ? Toutes les lésions sont-elles tuberculeuses, ou bien y a-t-il des lésions tuberculeuses et d'autres qui ne le sont pas? Contentons-nous maintenant de dire que l'anatomie pathologique démontre l'identité de nature des lésions, que les expériences par inoculation plaident dans le même sens. Nous allons bientôt revenir sur cette discussion.

On pourrait objecter aussi que si la nature tuberculeuse de la synovite granuleuse montrée par les observations de M. Lavaran, de M. Lannelongue,est suffisamment bien démontrée, il ne s'agit pas de tumeurs blanches ordinaires, mais d'arthites tuberculeuses tantôt aiguës,tantôt chroniques.Les considérations qui suivront feront voir jusqu'à quel point on peut aujourd'hui étendre le domaine de la tuberculose articulaire.

§ 2. *Tumeurs blanches et abcès froids dans la tuberculose généralisée à marche lente.*

L'évolution de la tuberculose présente, au point de vue de sa marche, de sa rapidité, l'étendue du domaine

morbide étant la même, toutes les variétés imagina-
bles. Aussi le groupe des faits précédents et le groupe
actuel sont-ils unis par une foule de faits intermé-
diaires qu'il est difficile de rattacher plutôt à l'un qu'à
l'autre. Mais il nous importe peu d'établir cette
limite qui n'a rien à faire avec notre démonstration.

Quoi qu'il en soit, au lieu que les déterminations
articulaires dans la granulie, et dans la tuberculose à
marche rapide qui s'en rapproche, restent à l'état de
rares exceptions, il est commun, au contraire, de con-
stater, en même temps, sur le même malade, des lésions tuberculeuses de plusieurs viscères, des abcès
froids et des tumeurs blanches, le tout évoluant avec
une plus ou moins grande lenteur, par poussées successives séparées par des accalmies.

L'un des exemples les plus complets de faits de cet
ordre est fourni par notre observation VII. Un homme
de 31 ans, sans antécédents tuberculeux de famille, sans
accidents strumeux de l'enfance, commence en 1877, par
avoir une hémoptysie, suivie d'une bronchite qui dure
plusieurs mois. Un peu plus tard, survient, pendant
une dizaine de mois, une série d'abcès sur les membres supérieur et inférieur, les uns ossifluents, les autres limités au tissu cellulaire : tous s'ouvrent à
l'extérieur spontanément ou par le bistouri, tous restent fistuleux un certain temps, puis se ferment au
bout d'un an environ. En même temps que les abcès
sous-cutanés se sont montrés sous la peau, les deux
testicules se sont pris l'un après l'autre; un abcès épi-
dydimaire s'est formé, puis ouvert de chaque côté. Enfin, un an après le début, se montre une tumeur blanche tibio-tarsienne. Au bout de quatre ans et demi, on
voit les abcès froids sous-cutanés et épididymaires ci

catrisés, les lésions pulmonaires persistent mais sont légères : un peu de ramollissement au sommet droit; l'état général est satisfaisant, la tumeur blanche tibio-tarsienne paraît en voie de guérison. Dans ce cas, les lésions pulmonaires, les lésions testiculaires nous semblent se rattacher facilement à la tuberculose. Mais quelle place convient-il de donner aux autres lésions dans cette observation ?

Il est assez rare de rencontrer sur le même individu un aussi grand nombre de lésions viscérales et extérieures se succédant dans un ordre régulier, pour ainsi dire. Mais on voit à chaque instant des individus portant à la fois des lésions viscérales tuberculeuses sur un ou plusieurs points et incidemment une lésion extérieure que l'on est trop porté à considérer comme une complication, comme une coïncidence. Un jeune homme de 16 ans (obs. VI) se présente à l'hôpital pour une affection du testicule gauche qu'il est facile de reconnaître pour un accident local tuberculeux. Il a eu un écoulement uréthral puriforme sans blennorrhagie. Il y a un an, il a craché du sang; il a continué de tousser depuis cette époque ; on trouve de la matité, du souffle inspiratoire et expiratoire, quelques craquements aux deux sommets. Pendant son séjour à l'hôpital se montre un gonflement, un empâtement douloureux au niveau de la poignée du sternum; ce qui fait craindre la formation prochaine d'un abcès à ce niveau. Ici apparaît en premier lieu l'affection pulmonaire, puis celle du testicule, peu de temps après la lésion sternale.

De cette observation, rapprochons cette autre (obs IV). Un homme de 49 ans, à la suite d'excès de

travail et d'amusement, éprouve, en décembre 1882,
les premiers signes de la tuberculose pulmonaire,
puis de la tuberculose générale. En même temps, le
genou gauche devient douloureux, le malade vient à
l'Hôtel-Dieu en avril 1883; il ne présente à cette époque
presque aucun signe physique de tuberculose pulmonaire; mais, au mois de mai, les testicules et la prostate
sont atteints. M. le professeur Richet pratique l'ignipuncture sur le genou malade. Quelques jours plus
tard, apparaissent les signes d'une invasion tuberculeuse des poumons. Le malade succombe en quelques
jours. A l'autopsie, on trouve une infiltration granuleuse des deux poumons, des granulations péritonéales,
des lésions graves des reins, des uretères, de la prostate,
des testicules, toutes rappelant le type de la tuberculose de ces organes. Le genou, examiné par M. Richet,
présente les lésions macroscopiques ordinaires des
tumeurs blanches. Dans cette observation, la maladie
frappe au début à peu près simultanément, c'est-à-dire
en quelques jours le poumon, les voies génitales et une
articulation. L'atteinte pulmonaire et génitale est
légère; ce n'est qu'au bout de quelques mois qu'aux
signes légers du début succèdent des lésions graves,
manifestes; la lésion articulaire, au contraire, a suivi
une marche progressive. Les affections viscérales ont
procédé par poussées, l'arthrite a marché lentement,
uniformément. Mais ce qu'il importe de noter, c'est
que l'infection primitive s'est faite sur plusieurs
points à la fois. Que l'on imagine la poussée pulmo-
monaire qui a terminé l'évolution de la maladie, pro-
duite dès le début, on aura réalisé le premier type que
nous avons voulu décrire, la granulie avec manifestations articulaires. Les deux cas ne diffèrent donc

que par une nuance, la rapidité plus ou moins grande
d'évolution, l'infection plus ou moins rapide.

Si l'on parcourt les auteurs qui ont traité des tumeurs blanches ou des lésions chroniques des os, à
divers points de vue, on trouve un grand nombre de
faits analogues aux précédents. Mais il est remarquable que le plus souvent la description anatomique occupe une place prépondérante; l'étude clinique est seulement rappelée sous la forme d'un simple résumé dans
lequel on ne peut apprendre à connaître le début, la
succession des accidents pathologiques durant la vie,
en un mot, l'évolution de la maladie. Cependant, on ne
peut faire une remarque pareille sur les observations
du livre de Bazin sur la Scrofule, sur celles de notre
maître, M. Lannelongue, qui tient à baser l'étude des
maladies sur le triple appui de la clinique, de l'anatomie pathologique et même de l'expérimentation.

M. Parise rapporte (obs. VII), dès 1843, une observation remarquable dont le sujet est un homme de
27 ans. Une tumeur blanche du poignet qui dure depuis deux ans a nécessité une amputation de l'avant-
bras. Quelque temps après survient une péritonite
tuberculeuse qui emporte rapidement le malade.

A l'autopsie, M. Parise trouve, en pratiquant des
coupes minces des vertèbres et de différents os, des
tubercules à tous les degrés de leur évolution, des
abcès par congestion. Il conclut en confirmant les
idées de Nélaton sur la tuberculose des os, mais, pas
un instant, son attention ne s'est fixée sur le premier
accident dans l'ordre chronologique, sur l'accident articulaire; de sorte qu'en lisant les réflexions qui suivent le texte de l'observation, on ne peut dire si l'af-

(1) Arch. gén. de méd., t. XVII, 1843, p. 208.

fection articulaire constituait une maladie à part ou si elle était un élément de syndrome. L'auteur ne prenait garde qu'aux lésions osseuses, il ne lui importait pas d'établir leurs rapports avec l'arthrite chronique, dont les surfaces osseuses avaient néanmoins aussi leurs lésions.

Dans la scrofule de Bazin, on trouve partout, au contraire, la préoccupation toute médicale de rattacher toutes les manifestations locales, souvent si multiples, qui se trouvent réunies dans les observations, à une diathèse, à un x indéterminé, mais en tout cas à un état général. Cette idée domine le livre tout entier. Sous le nom de scrofule osseuse, se trouvent rapprochées les observations d'abcès froids et de tumeurs blanches, et cela sans distinction de siège. Peu importe l'organe atteint, l'auteur n'envisage que l'état général, l'origine unique de tous les accidents, selon lui, la scrofule.

Nous ne voulons pas examiner maintenant si le cadre de la scrofule convient pour englober ainsi toutes les manifestations morbides, qui surviennent chez les scrofuleux. Constatons seulement que Bazin, réunissait en un syndrome toutes les localisations pathologiques semblables (quatrième degré de la scrofule), que tant d'auteurs paraissaient au contraire considérer comme des affections isolées. Peut-être pourrait-on dire que la doctrine du médecin de Saint-Louis se présentait trop sous la forme d'un axiôme pathologique. Ce qui démontrerait la vérité de cette réflexion, c'est la difficulté avec laquelle les mêmes idées se font admettre, aujourd'hui même, après tant de recherches anatomiques en leur faveur. Encore faut-il remarquer qu'il est inexact de rattacher les observations de Bazin au groupe de faits que nous essayons de constituer.

Je cherche vainement dans les observations, les cas où la tuberculose ait envahi d'un seul coup plusieurs viscères en même temps que se produisait l'affection articulaire. La coïncidence dans l'invasion |de l'organisme sur plusieurs points à la fois n'est pas mise en relief. L'auteur ne s'est pas assez préoccupé de l'ordre de succession des divers accidents.

Nous avons, au contraire, essayé de montrer par des observations que l'infection tuberculeuse se faisait d'une manière indéniable sur plusieurs viscères à la fois et collatéralement à l'affection articulaire. Il est impossible de détacher celle-ci du syndrome, d'en faire une lésion coïncidente, une complication. Encore moins est-il possible de soutenir avec quelque conséquence qu'une lésion locale a préparé le terrain à la tuberculose, puisque l'évolution du tubercule est à peu près simultanée sur tous les points affectés.

Cette conclusion est indiscutable au moins dans ces observations, où la maladie se montre tout à coup avec une marche foudroyante sans que rien de suspect l'ait pu faire prévoir.

Il s'agit alors d'un véritable orage pathologique qui frappe l'organisme d'abord sur les points les plus menacés, ou, si l'on veut, les plus prédisposés, le poumon, les séreuses, etc., et accessoirement quelquefois une ou plusieurs articulations, un ou plusieurs os. Il y a plusieurs localisations d'une même maladie à caractère infectieux.

L'arthrite a la forme de rhumatisme articulaire subaigu dans quelques observations; le plus souvent elle a les allures chroniques de la tumeur blanche. Mais toutes les nuances s'observent dans la rapidité de l'évolution. On ne peut nous objecter qu'il s'agit plutôt d'arthrite tuberculeuse (granulations miliaires jeunes) dans les cas aigus, que dans les chroniques (fongosités avec granulations tuberculeuses et matière caséeuse, etc.), puisque les constatations anatomiques sont analogues dans les deux cas. Nous relevons seulement ici l'accord parfait de la clinique avec l'anatomie pathologique. Au lit du malade on voit se succéder, s'entremêler les diverses lésions locales que l'examen direct démontre, nous le répétons, être de nature tuberculeuse. L'anatomie pathologique et la clinique se donnent un appui réciproque. Et l'on sait que chacun de ces deux genres d'études ne peut aisément se passer des lumières fournies par l'autre.

D'ailleurs, ce que nous voulons établir pour la tuberculose articulaire ou osseuse, à savoir : que souvent elle fait partie d'une manière évidente du syndrome pathologique, se présente à propos de toutes les tuberculoses locales. La tuberculose du testicule, celle du tube digestif, celle du pharynx, celle de la langue, celle des méninges, ne se présentent point le plus souvent à l'état de manifestation isolée de la tuberculose, ou bien s'il en est ainsi d'abord, il suffit souvent de suivre les malades pendant un certain temps pour assister à l'envahissement successif, lent ou rapide de l'organisme. Certaines localisations sont et restent plus volontiers isolées ; telle est en premier lieu, la plus commune, celle qui accompagne presque toujours les autres, mais non toujours comme le voulait la loi de Louis, la phthisie pulmonaire; telle est aussi la méningite tuberculeuse primitive; telle est, à un moindre degré déjà, la tuberculose génito-urinaire; telle est enfin celle qui nous intéresse actuellement, la tuberculose articulaire et osseuse. Mais cet isolement n'est pas la règle.

Les observations qui ont le plus frappé l'attention, qui ont ouvert les yeux sur la similitude des lésions tuberculeuses sur différentes régions de l'organisme, sont celles de tuberculose généralisée avec manifestations locales multiples.

C'est ainsi que l'apparition d'une angine tuberculeuse dans la granulie généralisée, dans la tuberculose de plusieurs viscères a donné naissance à la description de l'angine tuberculeuse dont l'anatomie pathologique est venue confirmer l'existence (Barth).

Je pourrais répéter la même chose pour la tuberculose linguale, pour la tuberculose génito-urinaire, pour la tuberculose laryngée. Ce qui a toujours attiré l'attention sur ces diverses localisations de la diathèse tuberculeuse, c'est leur encadrement dans le syndrome de la tuberculisation. La confirmation anatomique est venue ensuite.

Il semble qu'un ordre inverse dans l'avancement scientifique ait été suivi pour la tuberculose du tissu cellulaire et de l'appareil locomoteur. C'est ici l'anatomie pathologique qui paraît avoir précédé et guidé la clinique; ce qui peut s'expliquer dans une certaine mesure par la rareté relative des observations de granulie avec manifestation articulaire ou osseuse, et aussi parce que, dans cette forme grave de la maladie, les localisations viscérales tiennent sans contredit le premier rang au point de vue de la gravité, et que les localisations osseuses ou articulaires, si elles ne sont pas bruyantes, peuvent échapper à l'observation d'un esprit non prévenu.

CHAPITRE II.

Si les observations, un peu exceptionnelles, rapportées au chapitre précédent, mettaient en évidence les
rapports cliniques des lésions chirurgicales et des localisations viscérales, englobaient tous ces accidents
dans un même tout, la tuberculose, dans les faits qui
vont nous occuper, la relation est moins frappante.
Un tuberculeux pulmonaire, génito-urinaire, etc.,
prend une tumeur blanche, ou bien un individu porteur d'une tumeur blanche, d'un abcès froid, devient
tuberculeux : tels sont les deux cas que nous avons à
considérer. Les faits dont il s'agit sont d'ordre tout à
fait vulgaire, en ce sens qu'ils se rapportent à des
malades que l'on a constamment sous les yeux dans
les salles de chirurgie et aussi dans les salles de médecine.

Autrefois le chirurgien, en présence d'un malade
qui portait à la fois une tumeur blanche ou un abcès
froid d'une part, et, d'autre part, des tubercules pulmonaires, testiculaires, péritonéaux, disait que l'arthrite fongueuse était compliquée de phthisie pulmonaire ou génito-urinaire ; de même, le médecin, de son
côté, considérant plutôt l'affection médicale, disait que
la phthisie pulmonaire était compliquée d'une tumeur
blanche ou d'un abcès froid.

Aujourd'hui, les notions acquises par l'anatomie pathologique nous portent à rejeter le terme complication, et à admettre une autre relation entre l'affection chirurgicale et l'affection médicale.

M. Roux, dans son étude de l'arthrite tuberculeuse, distingue deux cas :

1° Celui de phthisie primitive et d'arthrite secondaire,

2° Celui de phthsisie secondaire et d'arthrite primitive.

Nous suivrons cette division du sujet, en la généralisant et nous examinerons successivement les arthrités fongueuses et les abcès froids : 1° suivis de tuberculose viscérale; 2° consécutifs à la tuberculose viscérale.

I. — *Tumeurs blanches et abcès froids suivis de tuberculose viscérale.*

C'est un fait bien connu et sur lequel il serait superflu d'insister, qu'un malade atteint de tumeur blanche, d'abcés ossifluents lié à la carie succombe souvent à une ou à plusieurs localisations tuberculeuses viscérales. La phthisie pulmonaire en particulier est la suite presque ordinaire des tumeurs blanches suppurées des grandes articulations. Tantôt l'infection pulmonaire est la seule cause de la mort, tantôt elle est accompagnée d'autres localisations tuberculeuses viscérales, méningite, péritonite tuberculeuse, tuberculose génitale ou urinaire. On voit aussi, quoique moins souvent, le poumon rester à peu près intact, présenter des lésions de peu d'importance, et un autre organe, pie-mère, péritoine, devenir le siège de la principale localisation, de celle qui entraîne la mort. Nous ne saurions démontrer directement, par une statistique, si la mort est plus souvent causée par la lésion articulaire ou par la lésion viscérale consécutive. Cela n'importe pas essentiellement à notre sujet. Il suffit ici de savoir, ce qui est connu de tout le monde, que la très grande majorité des individus morts avec une tumeur blanche ou un abcès carieux, présentent des lésions tuberculeuses viscérales plus ou moins étendues. La coïncidence entre la tuberculose viscérale et la lésion chirurgicale est le fait commun, c'est la règle ; le contraire est l'exception.

Comment faut-il expliquer cette coïncidence ? D'abord, ce n'est pas une simple coïncidence; il n'est pas à démontrer que la lésion chirurgicale primitive, comme nous le supposons maintenant, survenue chez un individu indemne jusque-là de la tuberculose viscérale, joue le rôle d'affection prédisposante. Et c'est justement la nature de cette prédisposition qui est à examiner. Mais, avant d'essayer de faire cette définition, il convient de montrer par quelques exemples cliniques, comment se fait sous les yeux du chirurgien l'envahissement tuberculeux des viscères. — L'observation en est commune à tous les âges ; elle est particulièrement fréquente chez les enfants et chez les adolescents.

Une petite fille de 4 ans (obs. X), d'aspect chétif, strumeux, qui a eu la rougeole à deux ans, puis la coqueluche, tombe dans un escalier d'une hauteur de 10 pieds. Un mois après, commence une douleur au pied, puis vient la boîterie, puis le gonflement. L'enfant entre à Middlesex-Hospital, le 29 janvier 1879, quand déjà le début de l'affection remonte à dix mois. Après quelque temps de traitement général, le chirurgien évide le tibia, le 26 mars. Au commencement de mai, c'est une broncho-pneumonie qui se montre, bientôt suivie par des symptômes de méningite.

Des troubles manifestes de la vue provoquent un examen à l'ophthalmoscope, lequel fait découvrir une tumeur de la choroïde. L'enfant meurt le 6 juin. Durée totale de la maladie : dix-huit mois. A l'autopsie, on trouve, outre les lésions carieuses du tibia et de l'astragale, des granulations méningées, des lésions tuberculeuses des poumons un peu plus avancées, de petites excavations aux sommets, et enfin un nodule tuberculeux proéminent sur la choroïde de l'œil gauche.

Coupland, l'auteur de cette observation, ne doute en rien de la nature infectieuse de la maladie. Ici comme dans beaucoup de cas, fait-il observer, il y a au moins deux foyers d'infection tuberculeuse : l'affection du poumon et des ganglions bronchiques d'une part, et la maladie osseuse d'autre part. Sur trente et un cas de méningite tuberculeuse réunis par le même auteur, le foyer d'infection primitif était trouvé, quatre fois dans une affection strumeuse des os. Dans les autres faits, la maladie avait commencé par le poumon (7 fois), par les ganglions (2 fois), par un tubercule du cerveau (1 fois), par une tuberculisation génito-urinaire (1 fois), puis, dans le reste des observations, plusieurs organes avaient été pris simultanément dès le début.

Cette autre observation de Barwell est la copie de la précédente. Un garçon de 8 ans, qui a des antécédents tuberculeux dans sa famille, était tombé il y a deux ans sur la hanche. Peu de temps après, débutait la coxalgie, qui amène le malade à l'hôpital, le 2 mars

1881. Le 28 mai suivant, commence la méningite tuberculeuse qui emporte le malade. A l'autopsie, on constate
que des lésions graves ont désorganisé la hanche ma-
ade, les poumons sont adhérents, sans tubercules.
L'intestin présente plusieurs plaques tuberculeuses.
Des granulations se voient sur la pie-mère de la base
du cerveau.

Beaucoup d'observations ne sont pas pourvues de
plus de détails. Dans le livre de notre maître, M. Lannelongue, où l'attention principale est fixée sur les
lésions anatomiques, on trouve que sur 15 observations rapportées, dans lesquelles les jeunes malades
ont succombé, la mort a été amenée 10 fois par méningite tuberculeuse, 2 fois par phthisie pulmonaire,
fois par lésions multiples sur plusieurs organes viscéraux. Dans un seul cas, la lésion locale chirurgicale
cause directement la mort. On pourrait donc conclure
que si l'affection est mortelle, c'est en général du fait
de l'infection viscérale. Si quelquefois le malade
succombe à une infection putride lente, ayant sa
source dans la lésion locale, ce fait n'est pas la règle,
c'est plutôt l'exception.

Ce qui s'observe chez l'adolescent et plus tard chez
l'adulte et chez le vieillard est peu différent. Tantôt les
lésions chirurgicales prennent un caractère de gravité inquiétante par elle-même, tantôt, au contraire,
elles se réduisent à de minimes proportions, et seraient peu inquiétantes, n'était le danger de la complication viscérale. L'état général ne peut se juger exclusivement par l'importance apparente plus ou moins
grande de la lésion locale, il faut encore prévoir l'envahissement tuberculeux des organes importants.
Une femme de 34 ans (obs. XI), entre à l'Hôtel-Dieu

le 26 janvier 1881, avec un abcès froid du volume d'une orange, lié à une lésion du péroné gauche, au-dessus de la malléole. Elle n'a pas d'antécédents syphilitiques, elle a eu deux enfants qui se portent bien. Mais son mari est mort phthisique, il y a deux ans, après avoir toussé très longtemps. Elle avait encore gardé de l'embonpoint, quand, il y a trois mois, est survenue la tuméfaction qui la fait venir à l'hôpital. Au moment de l'entrée, elle est soumise à un traitement général par l'iodure de potassium, par l'huile de morue. Un emplâtre de Vigo est appliqué sur la lésion. A la fin d'avril, la malade, très amaigrie, se met à tousser, la lésion locale n'a pas progressé, mais les deux sommets des poumons présentent des signes évidents d'invasion tuberculeuse. Dans ce cas, on voit survenir une lésion locale insignifiante en apparence, au point de vue de la vie de la malade, si l'on ne savait prévoir le danger qui menace le poumon et qui ne tarde pas, en effet, à se réaliser.

Nous ne nous arrêterons pas à analyser des observations analogues. Chaque jour, on peut voir survenir la phthisie pulmonaire dans le cours d'une lésion carieuse ou plus exactement, on peut le dire, après les travaux de M. Lannelongue, d'une lésion tuberculeuse des os. D'autres fois, c'est une méningite tuberculeuse qui termine la scène. La tuberculisation des organes génitaux chez l'homme, surtout la tuberculisation intestinale ou péritonéale peuvent aussi prendre place; toutes les variétés s'observent dans cette diversité des localisations. Mais, par ordre décroissant, ce sont la tuberculose pulmonaire, méningée, péritonéale, génito-urinaire qui, d'ordinaire, se produisent.

Chez les vieillards, le même fait se produit. La

thèse de Bourdelais, sur la scrofule chez le vieillard,
contient une dizaine d'observations de ce qu'à l'exemple de Bazin, et, sous l'inspiration de la même doctrine
médicale, il appelle la scrofule osseuse. Dans tous les
cas où l'observation se poursuit jusqu'à la mort, on
voit que constamment la tuberculose pulmonaire,
seule ou accompagnée d'une autre localisation, tuberculose péritonéale, etc., devient un élément important
ou même souvent l'élément prépondérant de la maladie.

En résumé, chez l'enfant, chez l'adulte, chez le
vieillard, les tumeurs blanches, les affections carieuses ou tuberculeuses des os, les abcès froids n'entraî-
nent généralement pas la mort sans s'accompagner
de tuberculisation viscérale, tuberculisation pulmonaire et très souvent méningée chez les enfants, tuberculisation surtout pulmonaire chez le vieillard.

Comment convient-il d'expliquer cette coïncidence ?
Nous pourrions répéter ici, si ce n'était une banalité,
que ce n'est pas une coïncidence, mais qu'il y a là,
entre les deux ordres de lésions, une relation de cause
à effet, ou bien que toutes les manifestations relèvent
d'une cause commune et que les lésions d'ordre chirurgical et d'ordre médical ne font que les éléments
d'un même tout. Mais nous aurons à revenir sur cette
question théorique à la fin de ce chapitre.

II. Tumeurs blanches et abcès froids survenus dans
le cours de la tuberculose viscérale.

Cette relation est inverse de la précédente. Au lieu
que la tuberculose viscérale était consécutive à la lésion chirurgicale, relation moins frappante par cela

même qu'elle est vulgaire, ce sera ici, au contraire, la lésion viscérale qui est primitive ; la tumeur blanche, la tuberculose osseuse survient incidemment, pour ainsi dire, dans le cours de la phthisie pulmonaire, de la péritonite tuberculeuse, de tuberculose génito-urinaire. Ce renversement dans la succession dés accidents pathologiques est, à nos yeux, important à mettre en relief pour arriver à déterminer dans l'un et l'autre ordre, la nature des relations qui unissent les diverses localisations.

Une tumeur blanche, un abcès froid surviennent souvent dans le cours de la phthisie des scrofuleux. En voici un exemple frappant (obs. XXXVI). Un jeune scrofuleux de 22 ans, entre à l'Hôtel-Dieu le 28 octobre 1883, pour deux lésions tuberculeuses des os, survenues simultanément, l'une sur le calcanéum droit, l'autre sur le 5ᵉ métatarsien gauche. Ce jeune homme, de grande taille, est élancé, à facies scrofuleux ; il a le coude gauche ankylosé avec des cicatrices cutanées, traces d'une maladie chronique des os et de l'articulation durant l'enfance. Aucun autre accident n'était survenu jusqu'à l'âge de 20 ans, sauf des abcès sous-cutanés qui ont laissé des cicatrices blanches régulièrement arrondies à la surface de la cuisse droite et de la jambe gauche, mais dont le malade lui-même ignore l'histoire. A 20 ans, il a des hémoptysies, puis il continue à tousser. Aujourd'hui, on trouve de l'induration et quelques craquements aux sommets. Il y a dix mois, quelques jours après une chute sur les pieds, survinrent de l'empâtement, puis des abcès au niveau des deux os malades, ces abcès se sont ouverts, sont restés fistuleux, permettent de reconnaître facilement la lésion osseuse et sa nature.

Ici, on pourrait dire que la tuberculose pulmonaire est survenue postérieurement à des accidents scrofuleux de l'enfance et établir une relation qui est très réelle entre tous les faits de la vie pathologique de cet individu.

Voici un autre cas où la scrofule n'est plus en cause, Une femme de 38 ans, sans antécédents tuberculeux. sans traces de scrofule, élevée à la campagne, mère de quatre enfants, tous les quatre bien portants, travaille toute la journée dans un rez-de-chaussée. Il y a deux ans, sa santé jusque là robuste, s'affaiblit, surviennent des sueurs nocturnes profuses, une toux persistante.

Au mois de janvier de cette année, se produit sans cause appréciable notée par la malade, un gonflement du pied gauche, puis un abcès qui s'ouvre et reste fistuleux.

La malade entre à l'hôpital le 25 juillet 1883; les deux sommets des poumons sont le siège de lésions tuberculeuses du deuxième degré; l'articulation médio-tarsienne est suppurée, le stylet trouve à nu, ramollis, fongueux, le scaphoïde et la tête de l'astragale. La malade est amputée. La plaie est actuellement guérie, sauf un point resté fongueux ; les signes pulmonaires se sont améliorés, l'état général ne s'est pas aggravé.

Dans ce cas, une femme indemne de tare diathésique , mais soumise à une mauvaise hygiène, devient tuberculeuse du poumon. Mais cette lésion progresse lentement, sans poussée fébrile; puis survient incidemment sans cause extérieure l'accident, ou, si l'on veut, la localisation articulaire.

Souvent, cette détermination locale n'est pas spontanée, dans le sens ordinairement accordé à ce mot, c'est-à-dire sans relation avec une cause extérieure: coup, chute, fatigue, traumatisme.

Parmi un grand nombre d'observations anglaises se rapportant au cas que nous considérons, nous avons remarqué que presque toujours l'auteur signale, met en relief même, un accident extérieur survenu comme cause déterminante de l'arthrite, de la lésion osseuse, de l'abcès froid, et cela non point d'une manière banale. Ce n'est point, en effet, un os contus qui devient carieux, ni une entorse qui aboutit à une tumeur blanche, ainsi que nous savons bien que cela se produit sur un terrain prédisposé, comme la scrofule; c'est un traumatisme sans effet immédiat bien sensible, le malade n'est pas atteint notablement en apparence, il continue de marcher, de travailler sans gêne appréciable; puis, quelque temps après, surviennent les signes locaux d'un des accidents pathologiques qui nous occupent. Un valet de pied de 33 ans (obs. IX), qui a eu des hémoptysies remontant à trois ans, qui tousse, qui a des transpirations la nuit, saute d'une hauteur de dix pieds. Dix jours après, en mai 1878, survient un gonflement douloureux du genou, accompagné d'un mouvement fébrile. Après avoir gardé le lit pendant trois mois, il entre à Canterbury Hospital, L'affection articulaire se calme, le malade peut marcher, il sort. Un nouveau traumatisme amène une aggravation qui fait admettre le malade à Guy's. Là on constate des lésions tuberculeuses peu avancées aux deux sommets, et une tumeur blanche grave du genou, avec désorganisation de la jointure.

M. Bryant pratique l'amputation de la cuisse L'examen du membre amputé montre un genou rem—

pli de tissu granuleux ; les surfaces articulaires sont privées de leurs cartilages, et recouvertes de fongosités. Après l'opération, la plaie opératoire guérit et l'état général s'améliore jusqu'au moment où finit l'observation.

Ce fait est tout à fait analogue au précédent, sauf l'intervention du traumatisme. Il est plus analogue encore à celui de l'obs. XXVI, où il s'agit d'un strumeux sur lequel un traumatisme a un effet en quelque sorte retardé.

Il serait superflu d'analyser un grand nombre de faits analogues. Nous ne serions amené qu'à présenter des variantes du même fait ; une tumeur blanche, une carie ou tuberculose osseuse arrive chez un tuberculeux, soit sans cause extérieure, soit à la suite d'un traumatisme. Ce fait est vulgaire sans doute, mais convient-il de regarder la lésion chirurgicale comme indépendante de l'affection médicale (tuberculose viscérale), ou bien de considérer la tuberculose viscérale comme une prédisposition, et si cette prédisposition existe, de quel ordre est-elle ? Comment faut-il l'interpréter ?

En ce qui concerne la première question, celle de savoir s'il y a simple coïncidence, ou relation de cause à effet, la clinique la tranchera difficilement, car le nombre des tumeurs blanches survenant dans le cours de la tuberculose pulmonaire est loin d'égaler celui des tumeurs blanches primitives avec tuberculoses viscérales consécutives ; de même pour la carie tuberculeuse. On ne peut dire même que ces lésions chirurgicales soient d'une grande fréquence relative chez les individus atteints de tuberculose viscérale primitive. A part la carie du rocher, l'une des lésions osseuses les plus communes chez les phthisiques, les accidents osseux et articulaires ne sont pas chez eux une manifestation pathologique ordinaire. La statistique donc ne servirait pas à montrer la relation que nous cherchons. Le rapprochement que l'on peut faire de la marche chronique et à poussées des deux affections chirurgicale et médicale, ne serait pas non plus convaincant. C'est à l'anatomie pathologique et à l'expérimentation même qu'il faut s'adresser pour établir qu'il s'agit, et dans les viscères et dans les os ou les articulations, de localisations différentes d'une même lésion, la tuberculose. Ce but est atteint surtout par M. Lannelongue. Si, anatomiquement, il est démontré que la lésion chirurgicale est identique à la lésion viscérale, il faudrait être aveugle pour ne voir à priori, dans leur éclosion simultanée, qu'une simple coïncidence.

Les connaissances actuellement fournies par l'anatomie pathologique, par l'expérimentation, nous portent d'un commun accord à rapprocher les lésions articulaires, les lésions osseuses, les lésions viscérales tuberculeuses du poumon, du testicule, du péritoine, des méninges, etc., à en faire des localisations infiniment variées et dans leur nombre et dans leur gravité relative, d'une maladie unique, infectieuse, la tuberculose.

Ce n'est pas le lieu de soulever ici les questions qui concernent le caractère contagieux, infectieux de la tuberculose en général. Nous avons déjà rappelé que l'expérimentation paraît avoir aujourd'hui démontré que le tubercule vrai (H. Martin) se reproduit par inoculation sur un terrain convenable. La distinction entre ce tubercule vrai à caractère infectieux et le

pseudo-tubercule, qui n'a du tubercule que la morphologie, et qui, lui, ne se reproduit pas (Martin),
paraît bien établie.

Nous devons rappeler que dans un certain nombre
des expériences qui tendent à confirmer ce fait, on
s'est tout justement servi des tissus tuberculeux des
articulations et des abcès froids.

Ainsi a fait M. Lannelongue. Kœnig, en 1878, ino-
cule des produits de l'arthrite fongueuse à des lapins,
produit la tuberculose généralisée. Sur 72 pièces
provenant de résection, il avait trouvé, par l'examen
anatomique, 67 fois des tubercules indéniables.

H. Hueter, en 1880, injecte dans les articulations du
chien, un mélange d'eau distillée et de crachats tuberculeux; il reprend les produits pathologiques développés dans l'articulation sur laquelle il a opéré, et
les injecte dans le péritoine d'un autre chien : en trois
semaines, il s'y forme des tubercules. M. H. Martin,
dans ses recherches sur le caractère infectieux du
tubercule par la méthode des inoculations en série,
s'est aussi servi avec succès des tissus morbides
des arthrites fongueuses.

Ces recherches rapprochent et même identifient les
lésions chirurgicales et les lésions médicales, quant
à leur caractère infectieux.

Schüler, en 1878, a essayé de produire des déterminations articulaires à la suite d'inoculations tuberculeuses faites sur une autre région quelconque, telle
que la trachée, le tissu cellulaire de la paroi thoracique. En même temps qu'il pratiquait l'inoculation,
il produisait une contusion articulaire ou une entorse,
voulant de cette façon créer une prédisposition locale
à l'éclosion infectieuse. Ces expériences ont été posi-

tives. Des granulations tuberculeuses se sont trou-
vées à la surface des synoviales atteintes par le traumatisme.

D'une part donc, on peut, avec les produits pathologiques d'une arthrite fongueuse, d'un abcès froid,
produire expérimentalement une tuberculose vraie,
localisée sur plusieurs viscères du cobaye, du lapin,
du chien. D'autre part, en inoculant aux mêmes animaux de la matière reconnue tuberculeuse, on peut
aussi, par un artifice d'expérimentation, la contusion
articulaire, déterminer la localisation de l'infection
sur l'articulation qui a été le siège de ce traumatisme.

Dans le premier cas, on a réalisé expérimentalement
une infection générale à l'aide d'un germe pris dans
une articulation malade ; dans le deuxième cas, on
infecte, à l'aide de produits tuberculeux, l'organisme
entier et incidemment une articulation, en faisant de
celle-ci un terrain préparé, un *locus minoris resis-
tentiæ*, si l'on veut.

Il serait certainement prématuré, quel que soit le
courant qui nous emporte vers la doctrine nouvelle
de la nature infectieuse de la tuberculose, d'appliquer
les données de l'expérimentation à la clinique. Faisons
seulement observer l'analogie réelle qui existe entre
les deux sortes de cas cliniques que nous envisageons
dans ce chapitre et les résultats de l'expérimentation.
Nous avons dit combien il est fréquent de voir la
tumeur blanche, la carie suivie de tuberculose viscérale indéniable. Ne doit-on pas, comme le font la
plupart des auteurs anglais et allemands qui écrivent
sur le sujet, comme le font aussi, mais avec plus de
circonspection, bon nombre de chirurgiens français, à
la tête desquels il convient de placer M. Ollier et

M. Lannelongue, ne doit-on pas, dis-je, penser que, dans ce cas, la lésion chirurgicale n'est qu'une première manifestation de la tuberculose, une première localisation infectieuse. L'objection principale faite à cette manière d'interpréter la clinique consiste à faire remarquer qu'il faudrait d'abord avoir démontré que toutes les tumeurs blanches sont tuberculeuses ; car, si elles ne le sont pas toutes, et que la tuberculose viscérale survienne quand même, on peut dire que l'organisme s'est détérioré du fait d'une suppuration articulaire chronique, que le terrain est préparé à l'éclosion tuberculeuse pulmonaire méningitique ou autre. Nous laissons, pour l'instant de côté, pour y revenir dans un prochain chapitre, la question de savoir si, dans une partie des tumeurs blanches, on ne trouve pas de tubercules à l'examen anatomopathologique. Pour celles très nombreuses où ces lésions tuberculeuses sont, comme on le sait, démontrées ; on ne peut plus, en voyant éclore ailleurs sur les points reconnus les plus vulnérables, s'arracher à l'idée que la lésion primitive a une influence sur l'apparition d'une autre lésion similaire sur un autre point. C'est là une idée qui tend aujourd'hui à s'imposer dans les doctrines de la pathologie générale.

On a, d'ailleurs, déjà longuement discuté sur le mode suivant lequel se produit cette infection, dont l'existence est à peu près démontrée. Cette question a été débattue et assez bien résumée au Congrès médical international de Londres de 1881.

Creighton, de Cambridge, ouvre le débat. Pour lui, la meilleure comparaison pour les tubercules disséminés dans le corps n'est pas la comparaison qu'on en ferait avec les tumeurs secondaires dues à une infection ayant son point de départ dans une lésion locale. Il serait plus juste de les comparer avec la syphilis primaire, secondaire, tertiaire, dans laquelle les formations syphilitiques, quelles que soient leurs localisations variées, sont toujours dues à un virus introduit du dehors dans l'organisme. Cette opinion, dit l'orateur, concorde avec celle de Klebs.

Schüppel, au contraire, pense que la tuberculose peut avoir son origine dans une néorformation ayant son siège dans les glandes lymphatiques, dans les séreuses, dans les synoviales.

Rendfleisch, admettant la succession de tubercule primaire, secondaire, tertiaire, pense que cette succession est une succession subordonnée comme l'infection par les tumeurs ; ce qui contraste avec les manifestations syphilitiques qui sont coordonnées et avec ce qui arrive dans une infection par un virus venu du dehors.

Virchow, lui-même, pense qu'il n'est pas besoin que l'infection ait son origine dans un virus venu du dehors. Elle peut se produire dans l'organisme même par un processus d'auto-infection. Une multitude de processus peuvent aboutir à la formation d'une substance capable d'infecter les tissus environnants ou même la totalité du corps et de produire l'éruption tuberculeuse. Virchow diffère de Creighton et de Klebs, en n'admettant point la nécessité d'un virus spécial. Mais il ajoute que la meilleure solution du problème serait de découvrir un organisme particulier, agent actif, vivant de l'infection. Ce désir d'une nouvelle solution s'est réalisé. Les procédés d'inoculation, qui remontent à Villemin, avaient déjà fait

prévoir la découverte d'un virus ou d'un élément figurés. Chauveau montre que ce virus supposé résiste
à l'action des sucs digestifs et traverse les muqueuses
saines.

Dès 1873, Buhl émet l'hypothèse de la bactérie
tuberculeuse. Klebs parvient à cultiver dans l'albumine de l'œuf ce parasite contagieux ; Toussaint arrive
collatéralement en France aux mêmes résultats que
les Allemands. Enfin, Koch, de Berlin, parvient à
isoler et à caractériser le microbe sur lequel actuellement est fixée l'attention de tant de chercheurs.

Cette découverte tranche la question discutée au
congrès de Londres. C'est un contage figuré importé
du dehors. A l'opinion qu'il s'agit d'éléments organiques produits dans les tissus, comme l'avait pensé
Virchow, se substitue celle qui attribue l'infection à
un nouvel être microscopique, greffé sur notre organisme. C'est lui que M. Cornil, que Schuchardt et
F. Krause et M. Bouilly ont cherché dans les tissus
fongueux.

M. Bouilly rapporte que les auteurs allemands qu'il
cite dans son mémoire ont retrouvé constamment le
bacille tuberculeux ; lui-même l'a retrouvé dans les
quatre observations qu'il rapporte.

Sans dire que ces recherches bien établies doivent
emporter encore la conviction unanime, elles doivent
grandement du moins attirer l'attention du chirurgien et du médecin au lit du malade. Car J. Cruveilhier pouvait dire que « le défaut de concordance entre
les caractères anatomiques et les caractères cliniques
bien interprétés est une rare exception. » Aujourd'hui
le même principe doit toujours nous guider, et si un
fait anatomique est indéniable, il faut examiner avec

soin s'il concorde avec les données de la clinique, et c'est ce rôle que nous essayons de prendre..

Nous avons montré précédemment ce qui se voit cliniquement chez un individu qui, porteur de tumeur blanche ou de lésion osseuse, devient phthisique, par le poumon, par le péritoine, par les voies génito-urinaires, ou prend une méningite tuberculeuse. Est-il admissible actuellement que l'on fasse un rapprochement entre les faits cliniques et les données de l'anatomie pathologique ou de la pathologie expérimentale. Nous le pensons avec beaucoup de chirurgiens, et ce qui donne de l'importance à cette interprétation, à cette théorie si l'on veut, c'est qu'elle emporte avec elle des conséquences pratiques.

D'après la théorie fournie par l'expérimentation, 'infection se ferait, soit par un point de la surface extérieure (tubercules sous-cutanés) au lieu de l'inoculation pour de là se répandre dans tout l'organisme, soit immédiatement par un envahissement général. Ce dernier cas est celui qui s'appliquerait à notre première catégorie de malades (chap. I) : tuberculose généralisée primitivement. Le cas d'infection à partir d'une lésion locale se rapporte plutôt au genre de malades que nous examinons dans ce chapitre. C'est ainsi qu'il faut considérer la tumeur blanche comme une arthrite tuberculeuse, comme un foyer primitif d'infection, soit que l'infection se localise, se limite bien réellement dans une articulation, ou sur les os, soit que l'infection étant générale, d'une manière latente pour ainsi dire, sa seule manifestation soit l'arthrite ou l'abcès tuberculeux. Cette manière d'interpréter la clinique fait mieux comprendre, que toutes les doctrines antérieures, la succession chronologique de localisations tuberculeuses avec ses nombreuses variétés. On assimile dès lors, en quelque sorte, le malade tuberculeux par un os, par une jointure, au malade tuberculeux, par le poumon, par le péritoine, par l'appareil génito-urinaire. La maladie est la même dans son essence, et les malades ne diffèrent que par l'organe atteint.

Cette doctrine de la nature infectieuse des tumeurs blanches et des abcès froids est la seule qui s'accorde avec un certain nombre d'observations de tuberculose consécutive.

On pourrait, par hypothèse, attribuer, à ce que Bonnet appelle une diathèse purulente, un ensemble pathologique caractérisé par plusieurs déterminations locales toutes spontanées, avec une tendance marquée à la suppuration, ensemble qui ailleurs porte le nom de scrofule acquise, de scrofule des vieillards (Paget, thèse de Bourdelais). Le mot diathèse purulente traduit un fait réel, la tendance à la suppuration, mais il ne donne aucune idée de la nature de la maladie ; ainsi entendue une diathèse purulente se rencontre dans des cas tout à fait divers et dissemblables, dans la plupart des fièvres graves, variole, scarlatine, fièvre perpérale. A l'état chronique avec la marche comme des abcès froids, des tumeurs blanches, dont les lésions sont tuberculeuses, dont l'évolution s'accompagne d'invasion tuberculeuse des viscères, une diathèse purulente ne s'entend plus. Ce terme du reste à cessé d'être employé.

Ce n'est que par une activité infectieuse de la lésion locale que l'on comprend l'éclosion tuberculeuse sur les viscères, quand cette lésion locale est tout à fait limitée, comme dans notre observation XI. Un abcès ossifluent du péroné, chez une femme qui n'est point scrofuleuse, reste stationnaire pendant plusieurs mois; quant à son étendue, aucun incident local ne survient qui puisse par lui-même, selon toute apparence, troubler l'état général. Cependant ce petit foyer, dont la suppuration est minime et de bon aloi, autant qu'il est permis d'en juger par ce que l'on sait des plaies ordinaires, modifie l'organisme entier, qui lentement se détériore ; peu à peu viennent l'amaigrissement, les sueurs, puis les signes physiques de la tuberculose. Certes, s'il s'agissait d'une suppuration osseuse ordinaire, on ne comprendrait pas que cette lésion minime entrainât la tuberculose viscérale, ou, pour ne rien préjuger de la théorie, en fût suivie.

Combien ne voit-on pas de lésions, en apparence graves, si l'on considère la quantité de la suppuration, l'étendue de la partie malade, ne point affecter l'état général? Un certain nombre de cas d'ostéomyélite prolongée, selon le nom donné par M. Lannelongue, consistent en une inflammation qui comprend toute l'étendue d'un grand os, qui donne lieu à une suppuration souvent de plusieurs années. Cependant, malgré les poussées fébriles qui se reproduisent de temps en temps, l'état général n'est point profondément altéré. De même un séquestre formé à la suite d'une fracture entraîne une suppuration, qui peut altérer l'état général du malade, mais ne produit que tout à fait accidentellement la tuberculose pulmonaire. Une arthrite franchement traumatique et suppurée aura les mêmes effets. Dans ces cas, une suppuration étendue, diffuse, amène une dépression générale, une septicémie chronique, qui peut entraîner la mort. Mais alors, au lieu de succomber à la tuberculose, le malade sera emporté par l'altération amyloïde du foie, des reins et de la rate, par une albuminurie chronique.

En un mot, ce qui fait l'importance et la gravité de la tumeur blanche et de l'abcès froid, c'est moins leur étendue que leur nature infectieuse. C'est moins la suppuration souvent nulle et insignifiante que l'imminence, annoncée par eux, de la tuberculose.

Nous ne pensons pas exagérer la part ainsi faite en clinique à la tuberculose dans l'étude des tumeurs blanches, puisque nous l'avons dit, c'est le plus souvent la phthisie pulmonaire, ou une méningite tuberculeuse, moins souvent une autre localisation tuberculeuse qui amène la mort. En présence d'une tumeur blanche, d'un abcès, il faut songer à la tuberculose. Tel est le résultat et de l'étude clinique et des donnés de l'anatomie pathologique ou de l'expérimentation.

Dans le second cas examiné dans ce chapitre, l'accident chirurgical survient quand déjà la tuberculose est installée sur les viccères. Le fait est moins commun, mais son interprétation nous paraît, elle aussi, élucidée par les recherches expérimentales. Schüler a pu par des contusions produire des arthrites tuberculeuses dans la tuberculisation généralisée, que l'expérimentation engendrait chez le chien. Le traumatisme déterminait donc une localisation dans cette maladie expérimentale, La clinique est pleine de faits pareils. I.'enseignement de M. Verneuil a rendu vulgaire cette notion que le traumatisme n'est pas une cause banale ou imaginaire, mais un élément étiologique important en ce qui fegarde les néoplasies.

La thèse récente de M. R. Leclerc montre quel

compte il faut tenir du traumatisme dans l'étude de l'origine des tumeurs. Il semble que pour l'arthrite tuberculeuse qui apparaît dans le cours de la phthisie ou de la scrofule, la même importance doit être accordée à cette influence physique, c'est ce que avons vu justifié par quelques observations. Nous avons déjà insisté sur ce détail clinique.

Mais d'autres fois aussi la détermination articulaire consécutive survient, avons-nous déjà dit, sans cause extérieure appréciable; elle est dite spontanée.

Rien n'est moins juste que ce mot. L'organisme est atteint plus ou moins profondément par la lésion viscérale pulmonaire ou autre, ce n'est pas au hasard que survient l'accident chirurgical, il y a un lien entre les deux faits.

Nous avons dit quel rôle à notre avis joue la tumeur blanche dans l'éclosion de la phthisie. Nous pourrions ici renverser la proposition et avec elle la théorie, et chercher à interpréter la nature de l'influence de la lésion viscérale sur l'éclosion de l'arthrite fongueuse ou de la carie.

Si l'on nous accorde que la tuberculose viscérale est une maladie infectieuse, et qu'elle puisse avoir des déterminations sur l'appareil locomoteur, ce que nous croyons aujourd'hui bien près d'être tout à fait démontré, on nous permettra facilement de faire de la lésion articulaire ou osseuse, laquelle présente des tubercules comme lésion caractéristique, une manifestation analogue à l'affection viscérale.

Ici, contrairement aux cas considérés précédemment, c'est la lésion viscérale qui est le siège primitif de l'infection ; consécutivement se fait la localisation chirurgicale. Il nous paraît inutile d'insister sur cette question théorique plus éclaircie par l'anatomie pathologique que par la clinique. Toutefois les deux ordres de données sont ici, comme toujours, en parfait accord.

Il nous resterait à examiner, après le traumatisme accidentel, le traumatisme chirurgical au point de vue de son influence et sur la lésion locale, et sur la marche générale de la tuberculose ; nous aurons à traiter ce point d'une manière générale au chapitre suivant.

CHAPITRE III

Dans les deux premiers chapitres, nous avons eu
en vue les cas de coïncidence entre la tuberculose
viscérale et les tumeurs blanches ou les abcès froids.
Nous avons considéré cette coïncidence comme fréquente et nous avons essayé de montrer quelles relations intimes existent entre ces deux ordres de lésions.
Mais il n'est pas rare néanmoins de voir sur le même
sujet en dehors de toute atteinte viscérale, une ou plusieurs lésions carieuses, affections dont les caractères,
à ne considérer que l'état local, ne sont en rien différentes de celles que nous avons examinées précédemment. Ici l'étude clinique aura moins d'éléments à
réunir pour faire ressortir le caractère spécifique de
ces affections. C'est surtout à l'anatomie pathologique
et à la pathologie expérimentale que l'on est obligé de
demander des résultats démonstratifs.

A cet égard néanmoins, nous croyons utile de faire
ressortir encore quelques particularités de leur évolution, particularités de nature à montrer qu'il faut
toujours considérer surtout l'état général du malade,
que dans aucun cas l'étude de la maladie ne doit se bor-
ner à celle de la lésion.

Pour la facilité de l'exposition, nous croyons avoir
encore à distinguer successivement deux [genres de
malades différents : 1° ceux qui présentent à la fois

plusieurs des manifestations chirurgicales qui nous occupent ; 2° ceux qui n'ont qu'une manifestation isolée.

Le premier cas a son type fréquemment représenté par un scrofuleux ; le second se rencontre plutôt chez l'adulte, mais n'est pas rare chez les enfants et les ado-escents .

I. *Tumeurs blanches, carie, abcès se présentant simultanément sur deux ou plusieurs régions.*

Nous rangeons ici des faits qui se rencontrent communément en clinique, et dans lesquels l'affection articulaire ou osseuse se trouve réunie sur le même sujet à d'autres localisations ou sur les jointures, ou sur les os, localisations manifestement de même na·ture ; il nous paraît intéressant d'examiner qu'elle est l'importance de cette multiplicité de lésions similaires, ou, autrement dit, l'importance de ces localisations multiples d'une même lésion.

Nous rappelons plusieurs observations se rapportant à ce type. En voici une remarquable (obs, XXVI). Un jeune homme de 18 ans, maçon, vient à Paris il y a deux ans. Il n'a pas d'antécédents tuberculeux, il ne porte pas de traces de scrofule. A Paris, il est logé en chambrée, dans des conditions hygiéniques misérables.

Au commencement de mai de cette année, surviennent, sans autre cause connue, dans la même semaine, trois lésions au pied gauche, au côté droit du thorax, à la paupière droite. Ces lésions n'ont rien d'aigu, elle sont peu douloureuses, celle du pied seule gêne par l'obstacle qu'elle apporte à la marche. Quand le malade entre à l'hôpital au commencement de juin, il y a trois abcès qui viennent à s'ouvrir. On ne trouve aucun signe de tuberculose viscérale. Une fois ouverts, malgré les pansements antiseptiques (pansement de Lister pour le pied), les trois abcès restent fistuleux. Celui du pied correspond à une lésion de l'astragale, puis de l'articulation médiotarsienne ; celui de la paroi thoracique à une lésion costale, celui de la paupière est exclusivement sous-cutanée. Des fongosités en grande quantité se produisent au niveau de la lésion du pied, de telle sorte qu'au 15 juillet, deux mois et demi après le début des accidents, on a sous les yeux une lésion qui a tous les caractères d'une tumeur blanche médiotarsienne, laquelle est liée à une lésion de la tête astragalienne. L'état général, à cette époque, s'altère ; il y a des sueurs nocturnes, on peut craindre l'apparition de la tuberculose pulmonaire.

Dans cette observation, il s'agit d'un jeune homme et les accidents ont une marche assez rapide, subaigue. L'observation XXV montre un cas plus lent, moins menaçant pour la santé générale. — Un jeune homme de 19 ans, né à la campagne, sans antécédents tuberculeux, est à Paris depuis deux ans. Il a d'abord été employé au lycée Saint-Louis, puis, comme garçon de recettes, dans une maison de commerce. Il entre à l'hôpital pour deux lésions chroniques, une carie de la première phalange du deuxième orteil droit, et une synovite derrière la malléole interne du même pied. Ces deux affections remontent l'une et l'autre à deux mois, elles sont survenues à un intervalle de deux ou trois semaines. La santé générale ne paraît en rien atteinte. Le malade, après un séjour de deux mois et demi à l'hôpital, sort non guéri, mais avec un état général très bon.

Si l'on examine les malades porteurs de mal de Pott, on trouve très souvent, avec la lésion vertébrale, une autre affection peu étendue sur un os des membres, sur une jointure, sur une synoviale (observation XXII, XXIII, XXIV). Cette seconde affection qui souvent, en raison de ce qu'elle est accessoire, attire peu l'attention, n'est pourtant pas sans avoir une signification importante, ne fût-ce que par son analogie avec le mal de Pott lui-même.

Un jeune mégissier de 16 ans (obs. XXIV) non strumeux, se présente à l'Hôtel-Dieu, le 23 juillet 1883, avec les signes évidents d'un mal de Pott : courbure caractéristique de la région dorsale, gêne et douleur durant la marche, etc. Nous remarquons aussi sur le dos de la main droite un gonflement peu douloureux qu'un examen attentif fait reconnaître pour une synovite des tendons extenseurs. Ici, ce qui fait l'intérêt de ce cas, c'est que comme dans les deux observations que nous venons d'analyser plus haut, les deux lésions semblent s'être produites à la même époque : au mois de mars se montre le gonflement de la main, au mois de mai se montrent les premiers signes sensibles du mal de Pott. Du côté du poumon, rien de bien sensible. Santé générale satisfaisante.

Si nous avons choisi dans les cas précédents des jeunes gens, sur lesquels les lésions se sont produites avec une certaine rapidité, ce n'est pas à dire qu'il en soit constamment ainsi. C'est au contraire, le plus souvent lentement, par une succession à longs intervalles, que se montrent des lésions tuberculeuses sur différents points du squelette. Très souvent, mais non constamment quand il s'agit de mal de Pott, on a affaire à des scrofuleux.

Un exemple remarquable en est fourni par l'observation XXII. Le nommé Mabille, à l'âge de 4 ans, est atteint d'un mal de Pott dorsal et d'une carie du 4ᵉ métacarpien de la main gauche. A 5 ans, lésion du grand trochanter droit, abcès fistuleux, fongosités : à 15 ans même lésion du grand trochanter gauche ; à 20 ans, adénite sous-maxillaire chronique, suppurée ; chacune des lésions osseuses a mis plusieurs années à évoluer complètement jusqu'à la guérison. Aujourd'hui cet individu gravement déformé par le mal de Pott, par la double lésion trochantérienne, ne présente aucune trace sensible de tuberculose viscérale.

On trouve parmi les scrofuleux un certain nombre d'observations qui, sans présenter la complexité de la précédente, sont néanmoins remarquables par les localisations multiples des fongosités et des lésions osseuses. Il est fort commun de trouver sur le même individu, à la fois, la gibbosité du mal de Pott guéri, et des déformations plus ou moins graves des doigts, de la main, du pied, et si l'on refait l'histoire pathologique du malade, on retrouve la succession dans un ordre variable du mal de Pott, des spina ventosa, des lésions osseuses chroniques, quelquefois même d'une tumeur blanche. Ces lésions multiples sont très communes chez les enfants, où elles sont mises sur le compte de la scrofule. Elles ne sont pas rares chez les adolescents et on les rencontre aussi chez l'adulte. Mais, tandis que le cas est relativement fréquent, où chez les enfants les viscères restent intacts, où l'état général se maintient bon, ou la santé se rétablit avec des difformités plus ou moins notables, au contraire, chez l'adulte, la guérison, après ces manifestations multiloculaires chroniques de tuberculose, devient moins commune ; elle est exceptionnelle chez le vieillard. Le jeune scrofuleux, en même temps qu'il est un terrain des mieux disposés pour l'éclosion tuberculeuse, a cela de caractéristique que, chez lui, les lésions articulaires, les scrofulides des os, des articulations sont torpides, à marche essentiellement chronique, sans poussées aiguës, sans réaction générale. L'état général souvent se maintient bon. A moins de lésion très étendue comme une coxalgie suppurée, une tumeur blanche d'une grande articulation et à marche aggravante, la guérison est souvent à prévoir avec ou sans intervention chirurgicale, et celle-ci est favorable. A un âge plus avancé, le danger de l'invasion viscérale devient de plus en plus imminent.

Les observations analogues à celles que nous avons analysées sont fréquentes dans les livres spéciaux qui traitent de la tuberculose ou de la scrofule osseuse et articulaire. Sur 77 observations rapportées dans le livre de notre maître M. Lannelongue (*Abcès froids et tuberculose osseuse*), nous trouvons 18 fois réalisé le type des cas que nous examinons en ce moment. Les lésions les plus communes sont dans ces observations, le spina ventosa, le mal de Pott, la coxalgie, les lésions du tarse et du carpe. M. Lannelongue observait, sur un terrain spécial, à l'hôpital Trousseau. Il s'agit dans les cas relatés d'enfants entre 2 et 14 ans. Dans le livre de Bazin sur la *Scrofule*, sur 18 observations de scrofule osseuse, 5, c'est-à-dire un tiers environ, se rapportent à des individus porteurs de lésions multiples.

Dans la thèse de Bourdelais, sur un total de 16 observations de ce qu'il désigne sous le titre de scrofule des vieillards, aucun cas ne réalise le type que nous décrivons, fait en rapport avec ce que nous venons de dire plus haut, à propos des vieillards.

Cette multiplicité des lésions chirurgicales, indépendamment de toute lésion appréciable des viscères, a été vue par tous les chirurgiens. Mais, si c'est un fait commun, d'observation journalière, c'est là une raison de plus de s'étonner que les auteurs classiques n'aient pas insisté sur son interprétation. Rarement il est fait mention, dans l'étude des tumeurs blanches et des lésions tuberculeuses des os, de ce caractère commun de multiplicité. Si les livres spéciaux de Bazin, de M. Lannelongue le mettent en relief, dans les traités classiques de pathologie, il en est à peine fait mention, ou bien parmi plusieurs lésions simultanées, les unes, moins graves, sont rapportées comme complications des autres. Pour nous, l'examen des faits mentionnés dans nos deux premiers chapitres nous portent à une autre interprétation des faits. Nous avons conclu que la clinique s'accordait avec l'anatomie pathologique pour faire des manifestations articulaires et osseuses, et des manifestations viscérales, non point des affections distinctes, mais des localisations d'une même maladie. La clinique ne peut à elle seule définir cette maladie; mais l'anatomie pathologique et la pathologie expérimentale nous montrent qu'il s'agit de la tuberculose.

Pour les cas que nous considérons maintenant, ceux dans lesquels les viscères sont intacts, mais les lésions chirurgicales multiples, faisons observer d'abord que l'anatomie pathologique (Lannelongue, Brissaud) tend elle-même à en faire directement, d'après l'examen morphologique, des lésions tuberculeuses.

L'expérimentation (H. Martin) abonde dans le même sens.

L'étude clinique elle-même indique bien qu'il s'agit non point d'une affection locale, mais d'une maladie générale dont les lésions chirurgicales sont en quelque sorte l'éruption, la manifestation extérieure.

Comment, en effet, attribuer à une cause locale ces manifestations multiples. Déjà personne n'a songé à attribuer le mal de Pott à une cause locale. Depuis Nélaton, on est porté à en faire généralement de la tuberculose; les différentes variétés morphologiques des lésions, lésion graisseuse, lie de vin, etc., sont accessoires. La division en lésion osseuse et en polyarthrite n'est plus généralement admise. L'opinion de Nélaton a survécu à toutes les controverses.

Pour le spina-ventosa, le traumatisme n'a pas non plus a être invoqué, c'est la scrofule qui est la condition pathogénique généralement admise. Ce sont les tumeurs blanches, dans lesquelles une partie des auteurs cliniques font jouer un rôle étiologique au traumatisme. Il n'est pas niable, nous l'avons dit précédemment, qu'une influence extérieure intervient souvent. Mais ce qui n'est pas admissible, c'est que jamais on puisse considérer une tumeur blanche comme une lésion traumatique.

« Je n'admets pas, dit Bazin (1), la tumeur blanche traumatique, je n'admets pas les tumeurs blanches rhumatismales ou dartreuses; je ne vois, dans cés affections, que des manifestations locales de la scrofule éveillées par des causes mécaniques ou par le rhumatisme articulaire, ou des évolutions naturelles de la

(1) Bazin, Traité de la scrofule, p. 369.

scrofule, qui, après s'être montrées sous la forme d'éruptions dartreuses dans la première ou la seconde période de la maladie, se traduit dans la troisième sous la forme de tumeurs blanches. »

Si l'on modifie légèrement la définition de la scrofule, si on la regarde non pas comme la maladie tuberculeuse, mais comme le terrain favorable à l'éclosion des tubercules, les paroles de Bazin expriment l'opinion qui tend aujourd'hui à se faire généralement admettre.

En ce qui concerne les scrofuleux, la manifestation tuberculeuse, qu'elle soit d'ordre médical comme la phthisie pulmonaire, ou d'ordre chirurgical comme la tumeur blanche, phthisie articulaire, et l'abcès froid, phthisie du tissu osseux et du tissu cellulaire, survient soit à la faveur d'un traumatisme, soit en dehors de toute circonstance adjuvante appréciable. De même quand il s'agit d'individus indemnes de scrofule, le traumatisme n'est encore qu'une cause occasionnelle, comme il l'était dans les expériences de Schüler. Il faut bien admettre que le terrain se trouve préparé à l'éclosion multiloculaire de lésions spéciales comme la tuberculose.

Quant à rendre compte pourquoi chez tel individu la tuberculose se localise sur les poumons et sur l'intestin ou sur les organes génito-urinaires, pourquoi chez tel autre c'est l'appareil locomoteur qui est atteint. Dans l'état actuel de nos connaissances, on ne peut apporter cette précision dans l'étude de l'étiologie clinique de cette maladie.

Ce qui est acquis à peu près définitivement, c'est que ces malades porteurs de spina-ventosa, de carie du tarse et du carpe, d'abcès froids, de carie des os des membres, de mal de Pott, d'un nombre plus ou moins considérable de ces lésions doivent être considérés comme atteints d'une affection générale à une localisation multiple, et non de plusieurs affections séparées par leur siége. C'était le langage de Bazin, ce doitêtre le langage actuel. L'étude clinique ne peut guère aller plus loin dans les études nosographiques. C'est à l'anatomie pathologique aidée de l'expérimentation que nous devons de savoir qu'il s'agit de tuberculose.

II. — *Tumeur blanche ou abcès froids ; lésion isolée.*

« La tumeur blanche, dit Bazin, est unique ou multiple; le plus souvent elle est unique, et dans beaucoup de cas elle est le seul accident par lequel se traduit visiblement la scrofule. La forme fixe est peut-être la plus ordinairement constituée par la tumeur blanche..... L'arthrite fongueuse est l'expression la plus complète de la scrofule. »

Au lieu que Gerdy distinguait : 1° des tumeurs blanches scrofuleuses, 2° des tumeurs blanches dues à l'affection rhumatismale, 3° des tumeurs blanches dues à des lésions traumatiques, 4° des tumeurs blanches consécutives aux fièvres éruptives, Bazin simplifie singulièrement l'opinion, l'idée qu'on doit se faire de cette affection. Pour ce dernier auteur la scrofule est seule en cause.

Mais il faut bien reconnaître avec notre maître, M. Panas, « que des auteurs d'ailleurs recommandables ont fait rentrer dans l'histoire des tumeurs blanches, des hydarthroses, des arthrites suppurées et bien d'autres lésions qui n'ont rien à faire avec les tumeurs blanches ». Ce qui revient à dire qu'avant de déterminer quelle est la nature de la tumeur blanche, il faut savoir la distinguer d'autres lésions plus ou moins semblables en apparence ; il faut en faire le diagnostic.

Si la plupart du temps il n'y a pas d'hésitation, si une tumeur blanche se reconnaît à première vue sans confusion possible, il faut bien reconnaître qu'il existe des cas où il est difficile de se prononcer.

Une arthrite se montre spontanément : il y a de l'empâtement, un peu de liquide, les os ne sont point douloureux, l'articulation elle-même présente peu de réaction. Est-ce en face d'une arthrite simple, d'une inflammation simple, d'une arthrite rhumatismale ou d'une arthrite déformante, ou d'une arthrite syphilitique ? Il faut bien admettre que, si l'état général du malade ne donne aucune indication, le diagnostic peut rester incertain. On pourrait aussi se demander si la tuberculose ne peut pas éclore sur un terrain déjà préparé, sur une articulation prise déjà par le rhumatisme, comme il arrive que la phthisie miliaire aiguë se produit après la rougeole, après la dyphthérie. Nous ne faisons que soulever cette question d'hybridité, qui doit en en effet se présenter.

Si la phthisie scrofuleuse a son aspect, ses localisations, ses allures caractéristiques, qui ont porté même les auteurs à en faire un chapitre spécial de pathologie, n'est-il pas vrai aussi que l'arthritisme imprime son cachet à la tuberculose entée sur lui. Le phthisique scrofuleux ne ressemble pas au phthisique arthritique. On pourrait insinuer qu'il est possible d'appliquer la même remarque aux tumeurs blanches.

Il y aurait lieu, en effet, de rechercher par des observations, quelle différence présente une tumeur blanche

ou des abcès froids, selon que le malade est un scrofuleux, un arthritique, un syphilitique. Mais nous ne
sommes pas préparé à traiter cette question.

Il est bien entendu que nous distrayons du cadre
des tumeurs blanches, les arthrites syphilitiques que
M. Richet a étudiées dans son mémoire, en 1853,
sous le nom de tumeurs blanches syphilitiques.

Quelques auteurs ont attaqué cette dénomination
de tumeurs blanches syphilitiques, disant qu'il n'y
avait point de tumeur blanche d'origine syphilitique.
Cette discussion de mots, nous l'avons déjà dit, mérite à peine d'être rappelée.

Il est resté établi qu'il existe des arthrites syphilitiques, que l'on confondait autrefois avec les tumeurs
blanches, et dont M. Richet le premier s'est attaché à
établir les caractères distinctifs. Mais, par ce que
M. Richet en créant la chose n'avait pas créé le mot,
c'est-à-dire fait un néalogisme quelconque, on s'est
appliqué à méconnaître ce qui n'avait pas un nouveau
nom. Aujourd'hui, que les arthropathies syphilitiques
sont du domaine scientifique, on leur a donné des noms
nouveaux. Le terme de tumeur blanche, plus compréhensif il y a trente ans, à l'époque de la publication
du mémoire de M. Richet, puis qu'il désignait toute
arthropathie chronique, ne s'applique plus aujourd'hui
qu'aux arthrites fongueuses scrofuleuses ou tuberculeuses. Aujourd'hui donc que la distinction matérielle
est reconnue, il est utile de la faire passer dans les
mots eux-mêmes.

Ce que nous venons de dire des arthrites syphilitiques s'applique à plus forte raison aux arthrites rhumatismales chroniques, dont l-aspect extérieur rap-

pelle quelquefois celui des tumeurs blanches, mais que l'anatomie pathologique ne saurait aujourd'hui con-
fonr

Le terme de tumeur blanche ainsi restreint doit il être conservé, ou devrait-il être remplacé par celui d'arthrite tuberculeuse? Nous ne voyons pas, pour nous, l'avantage de ce changement de nom à l'époque actuelle surtout, où l'on est embarrassé en histologie, pour s'étendre sur la granulation tuberculeuse elle-même. La découverte des bacilles vient donner un tout nouveau jour à la question. Si leur rôle reste défi-nitivement établi dans la tuberculose comme agent actif d'infection, alors seulement on aura la caractéristique de la maladie et il conviendra de la définir et de la dénommer par le bacille lui-même ; ce qui serait pré-maturé aujourd'hui.

Le mot de tumeur blanche convient donc d'autant mieux qu'il désigne une affection connue cliniquement sans rien faire préjuger de sa nature.

Dans les cas précédemment examinés, il n'y avait aucune confusion possible. L'ensemble des lésions servait à faire juger de la nature de chacune en parti-culier. Si notre essai de classement n'avait d'autre avantage, il aurait du moins à notre avis, celui-là de fournir les éléments d'un diagnostic certain pour les cas où la maladie tuberculeuse a plusieurs localisa-tions. Car, d'un côté, il est difficile de se méprendre sur l'ensemble, si on a le soin d'examiner le malade tout entier, et de l'autre la connaissance de la maladie dans son ensemble conduit à bien apprécier les di-verses localisations. Telle est l'importance d'appliquer le précepte de Bonnet et de Bazin; il ne faut pas confondre la lésion avec la maladie.

Les difficultés qui s'attachent à la détermination de ce qu'il faut entendre cliniquement, sous le nom de tumeurs blanches, se retrouvent à un degré moindre dans la question des abcès froids. Les abcès froids sous-cutanés décrits, sous le nom de gommes scrofuleuses par MM. Brissaud et Josias, étudiés dans leur évolution clinique et dans leur structure par M. Lannelongue, peuvent être facilement reconnus.

Nous ne nous occuperons pas des adénites scrofulo-tuberculeuses qui constituent un chapitre de pathologie et surtout d'anatomie pathologique tout spécial.

Quant aux abcès ossifluents et à leur source, la lésion osseuse, nous pensons qu'entre les affections scrofulo-tuberculeuses et les suites de l'ostéomyélite spontanée ou les poussées consécutives connues sous le nom d'ostéomyélite prolongée, la distinction est facile. C'est dans la recherche du mode de début qu'on trouvera les différences les plus nettes. Le début de l'ostéomyélite est bruyant, fébrile; c'est une maladie grave, souvent typhoïde. L'affection scrofulo-tuberculeuse débute généralement avec lenteur, ou si elle a une poussée primitive subaigüe, jamais elle n'atteint la violence de l'ostéomyélite. Dans la marche des deux affections, la différence n'est pas moindre.

L'ostéomyélite chronique a des poussées intermittentes causées par leur séquestre qui est resté comme une épine pathologique; il se forme des abcès dont l'ouverture conduit le stylet explorateur sur un séquestre mobile ou non. L'os malade est en général augmenté, doublé, triplé d'épaisseur par une hyperostose considérable.

Dans l'affection scrofulo-tuberculeuse, il y a peu ou pas d'hyperostose. Les lésions fongueuses sont bien le siège de poussées quelquefois, mais moins rapides, moins douloureuses, moins fébriles. Les accalmies sont lentes à se produire et sont moins entières que dans l'ostéomyélite chronique. En outre, il n'y a point de séquestre le plus souvent dans le foyer de suppuration, mais un tissu osseux raréfié, de la carie, ou bien s'il existe un séquestre, ce qui se rencontre en particulier dans le calcanéum, c'est un séquestre ramolli, raréfié, à surface régulière et non point dense, et à surface rugueuse, à extrémités dentelées, comme ceux qu'a figurés M. Lannelongue.

En un mot, le diagnostic entre la carie, affection tuberculeuse et l'ostéomyélite chronique, la distinction est possible et le plus souvent aisée, depuis que M. Lannelongue a su attirer l'attention sur ce point.

Les lésions syphilitiques des os, les gommes sous-cutanées ont un début, une marche, une évolution, qui le plus souvent permettent de les rattacher à leur cause, et l'histoire de la syphilis est généralement facile à reconstituer.

Enfin, l'influence du traitement spécifique vient trancher la question dans les cas douteux.

Nous avons rappelé ces quelques notions relatives au diagnostic pour bien limiter ce qu'il convient d'entendre par tuberculose articulaire ou osseuse en clinique.

La tumeur blanche et l'abcès froid sont caractérisés anatomiquement l'un l'autre par des fongosités disposées en masses plus ou moins épaisses, dans les articulations, dans les cavités pathologiques de la carie, en membrane limitante dans les abcès froids. Dans ces fongosités, l'examen histologique retrouve les granulations tuberculeuses, ou seulement de la matière tuberculeuse. Schuchardt, Krause et M. Bouilly y ont retrouvé le bacille de la tuberculose.

La clinique doit s'éclairer de ces renseignements ; c'est avec l'esprit prévenu par ces données de l'examen direct, que le chirurgien doit examiner la lésion articulaire, osseuse ou sous-cutanée qui réunit les caractères généraux connus du type tuberculeux. Le défaut du syndrome dont nous avons essayé de montrer l'utilité quand les localisations sont multiples, ne peut empêcher de reconnaître la nature de l'affection. Quand le diagnostic est bien établi, il faut en tout être guidé par cette préoccupation que d'autres manifestations similaires peuvent apparaître, soit sur une autre région extérieure, soit sur un viscère.

Il faut savoir que cette tumeur blanche, que cet abcès froid aujourd'hui isolés, peuvent entraîner une infection tuberculeuse viscérale. Et en face d'un cas donné, tous les chirurgiens savent combien il est difficile de prévoir si l'affection tuberculeuse évoluera vers la guérison ou bien s'aggravera localement, ou bien s'accompagnera de phthisie pulmonaire, péritonéale ou méningée.

En un mot, à supposer que l'on soit fixé sur la nature tuberculeuse de l'affection, il reste difficile de déterminer la nature du terrain, de prévoir dans quelle mesure il est favorable à l'envahissement, à l'infection tuberculeuse.

TRAITEMENT CHIRURGICAL DES TUMEURS BLANCHES ET DES ABCÈS, ET INFECTION TUBERCULEUSE.

On n'en est plus à soutenir qu'une lésion démontrée tuberculose ne guérit pas ou guérit très exceptionnellement. Les autopsies montrent combien de lésions granuleuses des sommets des poumons n'ont pas entraîné de troubles graves durant la vie, et ne laissent aucune trace lointaine, si ce n'est quelques petits noyaux crétacés.

Les lésions extérieures, de nature tuberculeuse, elles aussi, guérissent spontanément. Parmi les abcès tuberculeux décrits par M. Lannelongue, les uns guérissent sans s'ouvrir à l'extérieur, d'autres s'ouvrent, restent fistuleux un temps plus ou moins long, puis guérissent aussi spontanément.

Le traitement chirurgical, l'extirpation de la poche, comme la pratique M. Lannelongue, transforme la plaie fongueuse en plaie simple, aseptique, qui peut se réunir par première intention. Mais il n'est pas toujours indispensable à la guérison.

Les lésions tuberculeuses des os, des articulations, peuvent évoluer spontanément vers la guérison. La tumeur blanche laisse une ankylose osseuse ou fibreuse, ou pour le moins une raideur plus ou moins notable. Dans les cas tout à fait légers seulement, on peut espérer la *restitutio ad integrum*. On sait de quelle circonspection il faut entourer le processus favorable de la guérison.

La récidive, le retour vers une aggravation funeste se produit à chaque instant à la suite d'un choc, d'une imprudence, comme celle si commune qui consiste à faire fonctionner une articulation avant qu'elle ne soit complètement guérie. Cette guérison est donc possible; on l'obtient, mais elle est longtemps fragile.

De leur côté, les lésions tuberculeuses des os guérissent aussi spontanément; témoin les déformations des doigts que l'on connaît comme traces du spina ventosa guéri; témoin les cicatrices adhérentes au niveau des os des membres et surtout des épiphyses chez d'anciens strumeux. Le mal de Pott lui-même, avec ses vastes foyers de destruction, offre le plus bel exemple de guérison spontanée possible des lésions tuberculeuses des os.

Il faut donc se garder de nier la nature tuberculeuse d'une lésion qui a guéri spontanément. Certaines conditions physiologiques et extérieures sont favorables.

La guérison se produit beaucoup plus souvent chez les enfants (spina ventosa, tumeurs blanches, mal de Pott, etc.) que chez les adolescents et surtout que chez les individus avancés en âge. L'activité de la nutrition, la rapidité des réparations organiques chez les enfants, s'oppose à la lenteur des mêmes opérations dans la vieillesse. Si donc on parle de guérison spontanée des lésions tuberculeuses, c'est chez les enfants et chez les adolescents qu'on envisage surtout ce fait. À l'âge adulte et chez les vieillards, le pronostic devient plus grave.

Au lieu que l'ensemble pathologique décrit sous le nom de scrofule osseuse, de quatrième période de la scrofule est souvent influencé d'une manière favorable chez les enfants par une bonne hygiène, par le traitement iodé, par l'huile de foie de morue, par le repos et l'immobilisation de la lésion, la compression méthodique, tous ces moyens échouent chez le vieillard. Ici l'affection locale prend le plus souvent les caractères d'une suppuration diffuse, l'état général de la santé devient mauvais, tantôt peu à peu, tantôt rapidement. Le syndrome, appelé la scrofule des vieillards, se termine très généralement par la mort. (Thèse de Bourdelais.)

Ces indications, tout à fait générales, ne sont que d'un faible secours quand il s'agit, en face d'un cas particulier, de porter un pronostic, de déterminer si chez un enfant, ou chez un adolescent ou homme jeune encore, l'affection abandonnée à elle-même guérira ou prendra une marche aggravante. Nous avons essayé de montrer dans ce travail combien la maladie présentait de types différents quant à la marche, quant à l'étendue, quant à la gravité. Toute la sagacité du praticien le plus expérimenté peut être déroutée par les allures irrégulières de l'infection générale qui, ou bien ne se produit pas du tout, ou bien se produit tout à coup et d'une manière imprévue (granulie généralisée), ou bien s'effectue lentement avec ou sans poussées successives. Nous avons montré aussi qu'une circonstance extérieure, comme un traumatisme, comme l'action du froid, d'une fatigue, peut être l'occasion d'une poussée nouvelle ou d'une aggravation à un moment quelconque de l'évolution de la maladie. L'intervention chirurgicale elle-même mérite à cet égard une considération attentive. Une opération agit souvent comme un traumatisme, en donnant un coup de fouet à l'activité infectieuse. C'est ce que montrent bien un grand nombre de travaux originaux récents sur ce sujet.

Notre collègue, M. Leroux, recherchant les résultats des opérations chez les phthisiques, a formé une statistique aussi intéressante que peu encourageante pour l'opérateur. Il a réuni 94 cas d'intervention chirurgicale, dont 44 amputations et 50 résections pour des tumeurs blanches chez des tuberculeux.

Les 44 amputations donnent les résultats suivants :

Morts	27
Guérisons complètes.	12
Guérisons incomplètes. . . .	5

Les 50 résections donnent :

Morts	36
Guérisons complètes.	9
Guérisons incomplètes. . . .	5

D'après cette statistique, les amputations seraient moins graves que les résections. L'auteur examine par l'analyse de ces observations l'influence des opérations sur l'évolution ultérieure de la maladie pulmonaire. Sur les 27 cas de mort après l'amputation, 15 ont succombé dans le premier mois, en quinze jours en moyenne. La marche de la phthisie est donc, tantôt activée par l'opération, c'est un fait fréquent, tantôt elle n'est pas sensiblement modifiée, tantôt elle est améliorée.

Les effets de la résection sur la phthisie sont un peu différents de ceux des amputations. Les cas de mort sont d'une plus grande fréquence relative, mais la mort survient moins rapidement en général. C'est en quelques semaines, quelques mois, que les malades succombent. Chez les enfants, cependant, c'est à la granulie ou bien à la méningite qu'est due la terminaison fatale, en tout cas, c'est à un accident rapide.

Poursuivant son analyse, M. Leroux considère les cas de guérison complète et constate que tous les opérés que l'on n'a pas perdus de vue ont fini par succomber à la phthisie : les amputés, de un an à sept ans après l'opération ; les réséqués, de quelques mois à trois ans après l'opération. D'où cette conclusion alarmante : Jusqu'ici, dit-il, on n'a guère obtenu que des succès opératoires. On guérit la lésion locale, mais la tuberculose générale continue son évolution ordinaire, tantôt plus, tantôt moins rapidement.

Kœnig (1), dans son mémoire lu au Congrès des chirurgiens allemands, en avril 1880, a réuni les résultats de 117 résections pratiquées contre des ostéites et des arthrites tuberculeuses, avec les précautions antiseptiques. Ces 117 cas se décomposent de la manière suivante :

Genou	45	cas.
Pied	23	—
Hanche	21	—
Épaule	5	—
Coude	17	—
Main	6	—

Il y a eu 25 morts après l'opération, 74 guérisons ; 18 malades ont survécu sans guérir, et parmi ceux-ci 14 ont été amputés, puis ont guéri.

(1) Kœnig. Des résultats de la résection dans les affections tuberculeuses des os et des articulations sous l'influence de la pratique antiseptique. In Arch. de Langenbech, 1880, et in Revue de chirurgie, 1881, p. 252.

Malgré l'application de la méthode antiseptique, on n'a obtenu que quatre réunions par première intention. Souvent la réunion semblait être obtenue quand, au bout de quelque temps, quatre ou cinq semaines, se produisaient de nouvelles fongosités qui détruisaient la cicatrice.

Rydygier (1) oppose à Kœnig des résultats qui plaident la cause de la résection et en particulier de la résection du genou. Sur 15 résections qu'il a pratiquées lui-même, 11 se rapportaient à des tuberculoses articulaires, et, sur ces 11 derniers cas, les tumeurs blanches du genou comptaient pour 9.

14 cas on été suivis de guérison ; la mort n'est survenue qu'une fois, chez un enfant, par ostéomyélite aiguë.

Cet auteur oppose les résultats de la résection à ceux de l'expectation. Billroth, dit-il, a traité 52 malades atteints de tumeurs blanches par l'expectation ; 38 sont morts, 14 ont guéri, soit 26,9 de guérison sur 100. Rydygier et Sac ont fait 153 résections pour des arthrites tuberculeuses. Les résultats ont été 26 morts, soit 83 0/0 de guérisons. L'auteur du mémoire conclut en faveur de la résection.

Kœnig, dans une autre communication en faveur des résections précoces dans la tuberculose articulaire, rapporte d'abord trois observations : deux de coxalgie, une de tumeur blanche du genou. Ces trois cas sont suivis de guérison.

Tout en préconisant l'intervention précoce, l'auteur

(1) Rydygier. De la résection des articulations par la méthode antiseptique et en particulier de la résection du genou dans les cas de tuberculose articulaire. Deutsche Zeitschrift f. chir., 1880, et in Revue chirurgie, 1881.

ne pense pas, par la résection, mettre le malade à l'abri de la généralisation qui ne s'en fait pas moins. S'il croit la résection utile, c'est qu'elle empêche la production de masses fongueuses dans les cavités articulaires,

Il rapporte ensuite les résultats de 28 cas se décomposant ainsi :

Tumeurs blanches du coude	11
— du genou	5
— du cou-de-pied.	5
— de la hanche. .	5

Sur ce nombre, il y a un mort par érysipèle, 2 résultats inconnus, 10 guérisons, 14 guérisons avec fistule.

Ces résultats sont, en résumé, très favorables à la résection ; mais il est permis de se demander combien de temps ont été suivis les opérés, combien de temps s'est maintenue la guérison, et enfin, quel était le fonctionnement de l'articulation après l'opération. Voici, à cet égard, une statistique de Vetsch (1), en ce qui concerne les résections du membre supérieur. Il y a 27 cas de résection : poignet, 3 ; coude, 17 ; épaule, 7. Les résultats portent : 1° pour le poignet, le coude, 5 morts ; 3 amputations secondaires ; 3 articulations de polichinelle, 1 ankylose, 4 articulations solides, 4 sans renseignements ; 2° pour l'épaule, 3 morts, une articulation de polichinelle, 3 articulations assez solides.

Les résultats publiés par Vetsch sont, on le voit, beaucoup moins brillants que ceux des précédentes

(1) Vetsch. Des résultats définitifs des résections articulaire sur le membre supérieur. Deuts. Zeits. f. chir., 1882, et Arch. de physiol., 1883, p. 657.

statistiques qui, d'ailleurs, manquent de détails suffisants à différents égards, principalement sur ce qui regarde la santé ultérieure des opérés.

Ollier (1), dans une communication à la Société de médecine de Lyon, en 1881, rapporte deux séries de résections de la hanche pratiquées par lui-même pour des coxalgies suppurées.

Une première série de 18 cas remonte à 1876. Elle avait donné 15 guérisons.

La seconde comprend 10 résections faites en quatre ans (1876-1880). Sur ce nombre, il y a trois morts, 6 guéris, 1 non guéri.

L'auteur pense que l'ankylose obtenue après l'opération doit être considérée comme un résultat favorable, comme exposant moins à la récidive sans nuire à l'utilité du membre. Mais il faut éviter pendant longtemps toute fatigue, toute violence, si l'on veut éviter la recidive locale.

Tous ces résultats de résection dans les tumeurs blanches sont infiniment plus favorables que ceux rapportés dans la thèse de Leroux. La différence peut être expliquée. D'abord, les malades dont M. Leroux donne les résultats éloignés sont tenus plus longtemps en observation. La tuberculose évolue vers sa terminaison fatale. Les auteurs des statistiques sur les résections sont à peu près muets à cet égard. On ne sait si les malades qui ont guéri de l'opération (succès opératoire) ont recouvré définitivement la santé en même temps que l'usage de leur membre. C'est une question que l'on doit se faire et qui n'est pas résolue.

Les abcès froids ne sont pas toujours susceptibles

(1) Ollier. Lyon médical, t. XXXVII, 1881, p. 19.

d'une intervention chirurgicale ; c'est ce qui arrive pour le mal de Pott. Cependant, des tentatives ont été faites pour hâter par le curage et l'antiseptie plusieurs foyers fongueux vertébraux.

Pour ce qui est des abcès tuberculeux sous-cutanés et des abcès ossifluents liés à une lésion d'un os super-ficiel, ils sont, eux, au contraire, faciles à atteindre. L'ouverture large, l'extirpation de la membrane gra-nuleuse, comme l'a fait M. Lannelongue, qui considère cette membrane comme l'organe actif de l'envahisse-ment des tissus de proche en proche, le grattage des os et l'enlèvement des parties malades à la gouge ou à la curette (Wolkmann) débarrassent le foyer des parties considéreés comme une source d'infection ou du moins comme l'origine des fongosités. La poche suppurante et fongueuse de l'abcès se trouve transformée en plaie fraîche et l'on obtient souvent une réunion partielle ou totale par première intention, si l'on applique ri-goureusement la méthode antiseptique. C'est aux pan-sements antiseptiques que sont aussi dus les succès opératoires dans les résections.

De la sorte, par une sage combinaison d'un procédé opératoire convenable et d'un pansement bien fait, on obtient la guérison de la lésion locale. Mais, si nous en jugeons par les quelques cas que nous avons vus traités par cette méthode, il n'en est pas toujours ainsi (obs. XXXV). Il est difficile de dire si dans la rugination des os on dépasse assez loin les limites du mal ; une parcelle de fongosité peut aussi être oubliée quelque part ; toujours est-il que la guérison n'est point constante, les fongosités peuvent se reproduire ici comme à la suite des amputations chez les stru-

meux et les tuberculeux, comme dans les plaies de résections articulaires.

Les résultats statistiques que nous avons résumés
ne peuvent donner des éléments suffisants pour déterminer les indications opératoires dans la tuberculose
articulaire et osseuse ; et il y a là un écueil grave à
éviter. Lisfranc disait :

« Lorsqu'on est appelé pour traiter une tumeur
blanche, qu'elle soit aiguë ou chronique, il faut examiner l'état des viscères thoraciques et abdominaux.
Quand le praticien reconnaîtra quelque altération
organique avancée, il ne devra pas tenter la cure radi-
cale de l'affection articulaire. Nous avons vu, en effet,
dans ce cas, la maladie principale empirer à mesure
que l'autre avançait vers la guérison ».

Cette crainte se justifie assez souvent quand on opère
sur des malades dont le poumon ou un autre viscère
est déjà profondément atteint. Aussi n'est–ce point le
cas d'attendre, pour opérer, que le malade soit affaibli
par la suppuration.

Tous les chirurgiens, les chirurgiens allemands,
M. Ollier, sont d'accord pour conseiller une intervention hâtive ; si l'on attend plus tard, l'opération est
plus grave, le danger immédiat plus grand, le résultat
plus problématique et le danger annoncé par Lisfranc
se réalise.

M. Lannelongue (1), dans une communication à la
Société de chirurgie en 1882, distingue deux états cliniques correspondant à deux âges successifs de la maladie ; les indications sont différentes dans les deux
cas. Dans une première période de l'ostéo-arthrite tu-

____

(1) Lannelongue. Soc. de chirurgie, 21 juin et 12 juillet 1882, et
in Revue de chir., 1882, p. 696.

berculeuse, le mal est obscur, la synoviale gonflée ou saine, l'épiphyse seulement est sensible sur un point limité. « L'intervention chirurgicale n'est pas indiquée. A cette période, il faut recourir au repos, à l'immobilisation, à l'extension continue, au traitement général reconstituant. Si, malgré cela, la synoviale se prend et devient fongueuse, on peut y ajouter la compression articulaire, l'ignipuncture d'après la méthode de M. Richet, les injections interstitielles de M. Le Fort et les injections intra-articulaires recommandées par M. Sée.

« Dans la seconde période, l'affection s'est compliquée d'un abcès sessile ou par congestion venant de la synoviale ou de l'os; il est alors indiqué d'extirper cet abcès par décortication ou grattage, et, de plus, de rechercher ses origines, de déterger l'os et d'en enlever les parties malades par un évidement ou une résection partielle, selon l'étendue des lésions. Si l'abcès communique avec la synoviale et conduit dans la cavité articulaire, il ne faut pas moins l'ouvrir largement et enlever les parties malades en dépassant les lésions. Quelle que soit d'ailleurs au début la conduite du chirurgien, qu'il soit ou non intervenu, il peut être amené plus tard à une plus large opération, à une résection, à une amputation. Le foyer, au début, était circonscrit mais infectieux; il menaçait l'économie entière de l'invasion tuberculeuse. Aussi doit-on élever à la hauteur d'un principe l'ablation prompte et totale de ce foyer d'infection ».

Ce précepte de M. Lannelongue marque la conduite à tenir d'une manière générale en face d'un foyer isolé unique d'infection, en face d'un abcès froid, d'une tumeur blanche, sans autre lésion extérieure ou viscérale. Il est surtout excellent en ce qu'il engage à intervenir de bonne heure.

Nous sommes loin à cet égard de l'opinion de B. Bell, de Boyer, de Gerdy, qui conseillaient d'attendre la dernière extrémité pour opérer. S'il est bon de suivre ce conseil, d'attendre un certain degré d'épuisement des forces avant de pratiquer une amputation ou une résection ; si l'on est justifié quand il s'agit d'une inflammation simple d'origine traumatique, c'est-à-dire non tuberculeuse, dans des cas où la seule cause de détérioration de l'organisme est une septicémie chronique, il n'en est plus de même dans les affections tuberculeuses.

Il n'est pas juste d'assimiler un foyer de septicémie simple à un foyer de tuberculose; les désordres qui accompagnent le séjour dans un membre d'un séquestre d'origine traumatique (fracture) ou inflammatoire (ostéomyélite). Ceux de l'arthrite suppurée traumatique ne sont point ceux de l'arthrite tuberculeuse.

Enlever un séquestre traumatique ou inflammatoire, c'est enlever l'épine d'un mal purement local, c'est en délivrer l'organisme d'ailleurs sain. Amputer ou réséquer pour une lésion tuberculeuse, c'est aussi enlever un foyer local, mais on n'est jamais sûr que l'infection n'est pas déjà générale. C'est pour cela que le traumatisme de l'intervention, au lieu d'avoir un effet bienfaisant, peut au contraire quelquefois servir de coup de fouet, être cet incident occasionnel qui favorise la manifestation bruyante d'un mal latent, l'éclosion de la tubercolose viscérale.

La théorie est encore obscure pour rendre compte de la pratique. Comment dire, si, avant l'intervention chirurgicale, un individu porteur d'un abcès tuberculeux, d'une tumeur blanche, avait seulement un point de son organisme infecté, ou bien si, dans le corps entier, ne se trouvaient pas déjà répandus les germes quels qu'ils soient, du mal qui n'a encore fait son éruption que sur un point.

On doit toujours, chez un individu atteint d'une lésion que l'on croit être tuberculeuse, examiner avec le plus grand soin toute la surface du corps, pour s'assurer qu'on ne trouvera point une ou plusieurs affections de même nature ; examiner en même temps tous les viscères, interroger toutes les fonctions et se rendre compte, dans la mesure du possible, si la tuberculose, affection si commune, on le sait, n'a pas fait son éclosion sur quelque région interne. Si cet examen dévoile un autre foyer tuberculeux ou plusieurs, nous avons montré que, dans ces cas, on trouve une confirmation du diagnostic de tuberculose locale. Quand on ne trouve rien, que l'état général est bon, qu'il ne s'agit point d'un scrofuleux, qu'on a évité de confondre la tumeur blanche ou l'abcès froid, avec des lésions d'origine franchement traumatique, avec les suites de l'ostéomyélite, avec des manifestations syphilitiques, alors on peut, avec quelque assurance, porter le diagnostic de tuberculose locale.

Et il faut craindre et prévoir la possibilité de l'invasion de l'organisme, prévoir la possibilité d'une autre localisation tuberculeuse. En un mot, il faut faire des réserves grandes sur le pronostic.

CONCLUSIONS.

L'association, que l'on sait si fréquente, de la tuberculose viscérale avec les tumeurs blanches, avec les
abcès froids sous-cutanés ou ossifluents, avec les
lésions primitivement chroniques des os, doit être
considérée comme un fait de très grande importance
pratique, et tenir constamment en éveil l'attention du
chirurgien, au triple point de vue du diagnostic, du
pronostic et de l'intervention opératoire.

Cette association se rencontre dans des conditions
infiniment variées. Un accident chirurgical de minime
étendue, carie d'un point limité d'un os des membres,
tumeur blanche d'une petite articulation, peut passer
presque inaperçu au milieu du syndrome de la tuberculose généralisée, soit aigüe, soit chronique. D'autres fois, la proposition se renverse ; c'est la lésion
extérieure qui tient la place prépondérante, et la
lésion viscérale qui est légère. Toutes les nuances in-
termédiaires existent.

Nous avons cherché à établir la nature des relations
qui relient l'affection chirurgicale, aux affections médicales simultanées, en comparant leur évolution, et
déterminant leur succession chronologique.

Dans la granulie aigüe, la localisation tuberculeuse
extérieure constitue un élément, le plus souvent accessoire par sa gravité moindre, du syndrome pathologique ; mais son importance est grande en nosographie
clinique, car elle permet d'établir directement et clini-

quement l'existence de l'arthrite tuberculeuse et des abcès tuberculeux extérieurs.

Quand la tuberculose généralisée prend une marche moins rapide, ou une marche lente, le moment de l'apparition de l'accident chirurgical, son évolution, montrent au moins, dans un certain nombre d'obser-vations, que cet accident n'est encore qu'une localisa-tion de la maladie, tuberculose.

Dans les observations qui présentent simultanément une tumeur blanche, une lésion osseuse avec la phthi-sie pulmonaire, ou une autre localisation tuberculeuse, il importe, pour l'interprétation des faits, d'examiner séparément les cas où l'affection chirurgicale précède et ceux où elle suit l'affection médicale. S'il peut être encore longuement discuté sur l'influence de la tumeur blanche dans le développement de la phthisie pulmo-naire, il serait souvent impossible de nier même clini-quement la nature tuberculeuse de l'affection chirur-gicale, qui survient dans le cours de la tuberculose viscérale.

On observe souvent, à tous les âges, plusieurs mani-festations chirurgicales du même ordre, carie, abcès froids, tumeurs blanches, sur un même sujet dont les viscères n'offrent d'ailleurs aucun signe manifeste d'altération; cette coïncidence, cette multiplicité des localisations de lésions identiques ou analogues, est de nature à éclairer le diagnostic, elle indique qu'il s'agit d'une maladie générale, et non de plusieurs affections indépendantes. Et, pour le pronostic, il faut tenir grand compte de l'âge. Chez un jeune scrofuleux, la combinaison d'une bonne hygiène et d'un traitement interne bien dirigé, peut aboutir à une guérison com-plète. Ce résultat heureux, plus difficile à obtenir chez l'adulte, est très généralement inespéré dans la vieillesse, quoique l'anatomie pathologique démontre qu'il s'agit dans presque tous les cas de la même maladie, la tuberculose.

Le degré, l'étendue et surtout la marche des localisations tuberculeuses viscérales, quand elles coexistent avec les affections chirurgicales dont il s'agit, doivent compter en première ligne dans la détermination que le chirurgien prend à propos de l'intervention opératoire : car il ne faut pas chercher seulement le succès opératoire, lequel peut être à la rigueur obtenu, quel que soit l'état général du malade, mais le rétablissement de la santé.

OBSERVATIONS

OBSERVATION I.

Tuberculose aiguë à forme asphyxique. — Localisations initiales
sur les articulations. — Mort. — Autopsie. (Par M. Laveran
(résumée). Progrès médical, 28 octobre 1876, p. 727.)

A..., soldat au 80° régiment de ligne, entre au Val-de-Grâce
le 21 juin 1876. C'est un homme de 22 ans, assez bien con-
stitué, non amaigri : au service militaire depuis huit mois ;
il raconte qu'il n'a jamais été bien vigoureux ; a eu une pleurésie droite dans son enfance : pas d'hémoptysies. La mère
du malade est morte à l'âge de 55 ans, d'une attaque d'apo-
plexie ; il a un frère et une sœur qui se portent bien.

Le billet d'entrée à l'hôpital porte le diagnostic de rhumatisme articulaire. Depuis six jours, les articulations des genoux et des cous-de-pied sont le siège de vives douleurs, qui
empêchent la marche ou qui la rendent du moins très pénible. Les deux genoux sont tuméfiés, douloureux à la pression
(21 juin) ; le genou droit est plus tuméfié que le gauche ; on
produit facilement le choc caractéristique de l'hydarthrose
en pressant sur la rotule.

Etat général satisfaisant, peu de fièvre, langue blanche,
anorexie ; pas de complications du côté du cœur. Le diagnostic de rhumatisme articulaire subaigu est porté. (Badigeon-
nages iodés et ouate autour des articulations des genoux.)

22 juin. A la visite du matin, le malade a une fièvre vive
(39° dans l'aisselle) ; toux rare, crachats muqueux, respiration
accélérée, difficile. A l'examen de la poitrine : matité en arrière aux deux bases ; frottements pleuraux à la base gauche ;
râles sibilants et muqueux, disséminés dans toute la poitrine. Constipation (deux verres d'eau de Sedlitz ; vingt ventouses sèches sur le thorax).

Le 23. La dyspnée augmente ainsi que la fièvre ; le soir, la température est de 40,6. Le malade ne souffre pas, ne se plaint pas, mais il est facile de voir que la respiration s'embarrasse de plus en plus ; les lèvres sont légèrement cyanosées, les muscles accessoires de la respiration luttent contre l'asphyxie commençante, les ailes du nez se dilatent à chaque inspiration. (Bouillon, lait, potion avec kermès 0,30 et chlorhydrate de morphine 0,02. Ventouses sèches.)

Le 24. Nuit mauvaise. Ce matin, légère stupeur. Peau sèche, donnant au toucher la sensation d'une chaleur âcre, mordicante. Le ventre est un peu tendu, non douloureux à la pression ; pas de taches rosées. A l'auscultation de la poitrine, on trouve des râles sibilants et sous-crépitants disséminés ; il y a toujours de la matité aux deux bases, surtout à gauche. Le malade ne se plaint plus de ses douleurs articulaires : toute l'attention est du reste concentrée sur les phénomènes thoraciques. Le diagnostic de rhumatisme articulaire est abandonné pour celui de tuberculose aiguë.

Les jours suivants, la dyspnée continue à augmenter (36 à 40 inspirations par minute) ; l'auscultation donne les mêmes signes. La matité du côté gauche augmente seulement. La fièvre persiste. La température oscille entre 39 et 40°.

1er juillet. La dyspnée augmente (44 inspirations par minute) ainsi que la cyanose ; les râles sous-crépitants deviennent plus nombreux, surtout à droite ; à gauche, signes d'un épanchement pleurétique peu abondant. Fièvre : 39° le matin, 38,6 le soir.

Le 2. Menaces d'asphyxie pendant la nuit. Ce matin, sueurs profuses ; pouls petit, à 96 ; battements du cœur, profonds ; 44 inspirations par minute. Fièvre : 38,6 le matin, 39,4 le soir. (Sinapismes, ventouses sèches, etc.)

Le 3. Dyspnée considérable, cyanose de la face très marquée. Fièvre : 38,8 le matin, 39° le soir. Langue sèche, rôtie. Pas de symptômes cérébraux ; intelligence intacte.

Le 4. L'asphyxie se prononce de plus en plus ; la température est de 37,6 le matin et de 38,2 le soir. Mort dans la soirée.

Autopsie. — *Thorax.* — La plèvre gauche contient un litre et demi environ de sérosité citrine, et dépôts fibrineux à la surface du poumon. A droite, adhérence intime des feuilles

pleuraux. Les plèvres sont criblées de granulations tuberculeuses.

Le poumon droit est très volumineux, fortement conges-
tionné. Depuis le sommet jusqu'à la base, semis très riche de
granulations grises. Les tubercules sont plus nombreux au
sommet qu'à la base. Pas de traces de lésions anciennes au
sommet.

Le poumon gauche est criblé de granulations grisâtres, un
peu plus abondantes dans le lobe supérieur que dans l'inférieur ; pas de lésions anciennes au sommet.

Le péricarde ne présente qu'une seule tache laiteuse ; quelques granulations le long des vaisseaux placés sous le feuil-
let viscéral.

Abdomen. — Granulations en grand nombre sur le grand
épiploon et sur le péritoine diaphragmatique, principalement
au niveau de la foliole gauche du centre phrénique ; adhérences avec la rate.

Intestin. — Dans la dernière portion de l'intestin grêle, sur
une longueur de 20 centimètres environ au-dessus de la valvule iléo-cæcale, on trouve une quinzaine d'ulcérations arrondies.

Le foie a son volume normal ; au-dessous de la capsule, on
trouve un grand nombre de granulations blanchâtres.

La rate est criblée de granulations grisâtres.

Rein droit. — Après avoir enlevé la capsule, on aperçoit
quelques granulations ; sur une coupe, on voit aussi des granulations, disséminées surtout dans la couche corticale.

Le rein gauche présente le même aspect ; mais les granulations sont plus nombreuses.

Centres nerveux. — Le cerveau ne présente rien d'anormal ; mais il existe plusieurs tubercules dans l'intérieur de
la protubérance annulaire et dans le bulbe.

Articulations. — Genou droit. A l'ouverture de l'articulation, il s'écoule une centaine de grammes de synovie jaunâ-
tre, filante, transparente ; sur le fond rouge de la synoviale,
vivement injectée, on voit se dessiner un très grand nombre
de granulations grisâtres, de la grosseur d'une tête d'épingle
environ.

Genou gauche. Synovie en petite quantité : on n'aperçoit
que de très rares granulations.

L'examen histologique démontre bien qu'il s'agit partout de granulations tuberculeuses.

OBSERVATION II.

Granulie pulmonaire et pleurale. — Atrhrite subaiguë du genou gauche. (Observation communiquée par notre collègue et ami Gallois).

Lerouge (Auguste), 41 ans, tonnelier, entre, le 12 mars 1881, salle Saint-Jacques, n° 13, à l'hôpital Cochin, service de M. Théophile Auger, pour une arthrite du genou gauche.

Cet homme est un alcoolique ; cependant il avait eu une bonne santé jusqu'à l'affection actuelle, qui l'amène à l'hôpital.

Son genou gauche est gonflé, sans épanchement. Il existe une douleur limitée au niveau du condyle interne du tibia. Cette affection dure depuis environ trois semaines.

16 mars. M. Anger applique sur le genou trente pointes de feu ; il repasse le cautère six fois sur les mêmes points, sans pénétrer profondément : une compression ouatée est appliquée après cette cautérisation.

Le 17. Le malade se met à tousser : rien n'avait attiré l'attention du côté de l'examen du thorax au moment de l'entrée ; cependant le malade dit qu'il tousse depuis deux mois. Albuminurie abondante.

Le 18. Râles sibilants et muqueux aux deux bases ; dyspnée modérée, expectoration d'une bronchite.

Le 19. La dyspnée augmente. Râles muqueux à grosses bulles. Régime lacté, julep diacodé.

Le 20. Moins d'albumine. Crachats teintés de sang. Dyspnée croissante. Râles dans toute la poitrine. Température. 39,5 le soir.

Le 26. Urine foncée, sanguinolente ; pas d'œdème. Albuminurie abondante.

Le 27. Délire violent.

Le 30. Mort.

Le 31. — AUTOPSIE. — Poumons farcis de tubercules crus ; tubercules semés sur les plèvres. Foie gras. Kyste hydatique suppuré dans le lobe gauche. Rate doublée de volume. Pas de tubercules apparents.

Reins volumineux. Rien dans les méninges ni dans le cerveau.

Articulation malade. Altération des cartilages, ramollis. Franges synoviales *rouges*, d'aspect fongueux : on ne voit pas de tubercules à l'œil nu.

OBSERVATION III.

Arthrite tuberculeuse ou synovite granuleuse.

(Lannelongue. Soc. de chirurgie, 1878, t. IV, p. 296, résumée).

Garçon, 12 ans 1/2, entré à Sainte-Eugénie, le 27 février 1878. Pas d'antécédents tuberculeux signalés. Dans la seconde enfance, écoulement purulent par l'oreille gauche, depuis deux ans. Haute taille, maigre ; pas de muscles.

L'arthrite du genou gauche remonte à trois mois ; elle est venue sans cause extérieure apparente. Depuis le début, le malade n'a pas cessé de boiter ; il a pris le lit il y a six semaines. Pas de rhumatisme dans les antécédents.

Etat actuel.—Amaigrissement et atrophie du membre malade. Articulation gonflée ; épaississement de chaque côté de la rotule. Léger bourrelet synovial sur la tubérosité externe du fémur.

On ne trouve rien d'anormal sur la diaphyse du tibia. La tubérosité interne du tibia est augmentée de volume, sensible à la percussion. Le condyle interne du fémur est sensible. Traitement par la compression.

A partir du 2 avril, accidents méningés.

L'enfant succombe le 14 avril.

AUTOPSIE. —. *Genou gauche.* — Poussée de granulations, sous la synoviale, ressemblant aux granulations que l'on observe habituellement dans la péritonite tuberculeuse. Tache blanche au centre de la tubérosité du tibia.

Cerveau.—Granulations tuberculeuses de la pie-mère dans la scissure de Sylvius ; infiltration puriforme de l'arachnoïde dans l'hexagone de Willis.

Poumons : granulations grises aux deux sommets, qui sont adhérents.

OBSERVATION IV.

Tuberculose généralisée. — Poumons. — Testicules. — Tumeur
blanche du genou gauche. (Obs. communiquée par notre collègue et ami M. Cayla.)

Le nommé B... (Simon), âgé de 29 ans, journalier, entre,
le 21 avril 1883, à l'Hôtel-Dieu, salle Saint-Landry, n° 20,
service de M. Richet. Cet homme n'avait pas d'antécédents
tuberculeux; ses parents vivent et sont bien portants. Il avait
vécu dans son pays jusqu'à il y a trois ans, avait eu une santé
excellente : aucune trace de scrofule.

Il y a trois ans, il vient à Paris, se met à boire, et passe
des nuits à travailler ou à s'amuser. Sa santé s'est maintenue
bonne jusqu'en décembre 1882. Il n'avait jamais toussé, il
n'éprouvait point les symptômes précurseurs de la tuberculose; pas de sueurs nocturnes, pas d'amaigrissement, pas de
troubles des fonctions de nutrition.

En décembre 1882, pleurésie gauche; état fébrile pendant
quelques jours. Dans la même semaine, le genou gauche devient douloureux, se gonfle; peu de temps après, le malade
pisse du sang une seule fois (en dehors de tout accident vénérien).

Cet état se calme; au bout de quelques semaines, le malade est rendu à la vie ordinaire.

Entré à l'hôpital le 21 avril 1883. Depuis huit jours, le genou gauche, devenu plus douloureux, plus gros, a empêché
le malade de marcher plus longtemps, l'a obligé d'entrer à
l'hôpital. Au moment de l'entrée, le genou est gonflé, douloureux, rempli de liquide et de fongosités.

Auscultation. Respiration pure aux deux sommets; le malade ne tousse pas. Aucune autre localisation pathologique.

29 mai. Le malade se plaint du gonflement du testicule
gauche; l'épididyme est gonflé, douloureux ; le tissu cellulaire des bourses est œdématié, un peu rouge. Toucher rec-
tal : vésicule séminale gauche dure, prostate dure, un peu
sensible. Rien du côté du poumon.

25 juin. Ignipuncture pratiquée par M. Richet. Rien de
nouveau dans l'état du malade.

11 juillet. Le malade se plaint d'étouffements, de mal de

tête; quelques râles au sommet gauche, crachats muqueux, léger mouvement fébrile.

Le 14 Délire tranquille, état somnolent toute la journée, sueurs diffuses.

Le 15. Le coma s'accentue. Au sommet droit, des râles muqueux et sibilants sur une étendue peu considérable; urines rares et troubles, dépôts purulents.

Le 17. Mort dans le coma.

Autopsie. — *Poumons.* — Sommet gauche adhérent, infiltration de granulations paraissant de date récente, congestion de tout le lobe supérieur, rien à la base. Poumon droit : à peine quelques granulations au sommet.

Péritoine et intestins. — Plaques de granulations disséminées çà et là à la surface du péritoine mésentérique et intestinal.

Appareil génito-urinaire. — Uretères transformés en deux cordons durs, volumineux, bosselés; face interne ulcérée, blanchâtre dans la plus grande partie de la longueur; noyaux tuberculeux dans l'épaisseur des deux reins. Surface interne de la vessie parsemée d'ulcérations arrondies ou irrégulières et de quelques granulations.

Prostate volumineuse, contenant un foyer rempli de matière caséeuse. Les vésicules séminales volumineuses ressemblant à des circonvolutions cérébrales, ulcérées à la face interne. Testicule gauche : noyaux tuberculeux dans l'épididyme; rien sur le testicule.

Genou. — Examiné par M. Richet au point de vue des résultats locaux de l'ignipuncture.

Observation V.

Tuberculose pulmonaire. — Tuberculose de l'appareil génital.
Carie du sternum.

Le nommé F... (Valentin), âgé de 16 ans, entre, le 29 mai 1883, salle Saint-Jean, n° 11, à l'Hôtel-Dieu, service de M. Richet. Il se présente à l'hôpital pour une affection des testicules, qui, au premier aspect, donne l'idée d'une tuberculose du testicule.

Antécédents du malade : Mère bien portante, père tousse depuis une dizaine d'années; le malade est le 5e enfant sur 7.

Les deux enfants aînés : une sœur (28 ans, mariée, 2 enfants), un frère (soldat, 24 ans), bien portants ; les deux enfants qui suivent : un frère mort phthisique à 21 ans ; une sœur morte à la Salpêtrière (avait des attaques ?). Deux enfants sont plus jeunes que le malade : un petit garçon (6 ans, bien portant), une petite fille (3 ans, bien portante). En résumé, le malade occupe le cinquième rang, les deux enfants qui l'ont précédé ont succombé. Toute la famille demeurait à Angers avant la guerre de 1870 ; elle vient à Paris en 1871, habite d'abord, rue Française, un appartement assez grand, puis elle vient rue de l'Hôtel-de-Ville, où elle occupe seulement deux petites pièces sur la cour, et là vit misérablement.

Le malade avait eu des accidents strumeux vers son arrivée à Paris, pendant deux ou trois ans, de 7 à 9 ans ; il conserve des cicatrices sous-maxillaires. Il a eu vers la même époque des maux d'yeux qui ont duré plusieurs mois ; il n'en reste aucune trace. Il a d'abord travaillé comme apprenti ébéniste, puis comme servant dans le pavage ; enfin, depuis trois ans, il est coupeur de chaussures.

Malgré de mauvaises conditions hygiéniques, il conserve une bonne santé jusqu'en décembre 1882. A cette époque il a une maladie de poitrine : il tousse, il éprouve des douleurs au côté, il crache du sang ; depuis lors il a continué à tousser de temps en temps.

Vers le 15 mai 1883, gonflement du testicule gauche. Le malade raconte qu'il est allé seulement deux fois avec des femmes, qu'il n'en a ressenti aucun inconvénient. Avait eu déjà, en décembre 1882, un écoulement blanc par l'urèthre, et cela sans douleur, sans dysurie, sans hématurie, du moins le malade n'a pas pissé de sang pur.

Etat actuel. — 29 mai. Gonflement considérable de l'épididyme gauche, irrégulier, bosselé, difficile à distinguer du testicule, qui pourtant paraît moins douloureux. Cordon intact, écoulement de quelques gouttes de liquide blanc par l'urèthre, prostate douloureuse, du moins du côté gauche, vésicule séminale correspondante grosse.

Poumons : murmure respiratoire diminué aux deux sommets, souffle expiratoire, quelques craquements aux deux côtés, surtout à gauche, diminution d'élasticité au doigt, au sommet gauche, en avant.

1er juillet. Le gonflement testiculaire est très notablement diminué, il ne reste plus qu'une très légère induration bosselée de toute l'étendue de l'épididyme gauche, le testicule droit s'est maintenu intact.

Le malade continue à tousser; quelques crachats muqueux, surtout le matin. L'état général s'est maintenu assez bon. Le malade me montre un gonflement au niveau du côté droit de la poignée du sternum, gonflement qu'il a remarqué il y a quelques jours. A ce niveau, en effet, le sternum, l'extrémité de la 1re côte sont occupés par un gonflement très notable, douloureux à la pression, sans changement de coloration de la peau. L'exploration de la main ne révèle pas de collection sous-cutanée; c'est un gonflement mal limité qui envahit le sternum sur une étendue de plusieurs centimètres, et peut-être l'extrémité interne de la 1re côte. Application d'un emplâtre de Vigo. Aucun antécédent syphilitique ni vénérien.

Sorti le 25 juillet. Le gonflement du sternum persiste.

OBSERVATION VI.

Etude clinique sur un cas de tuberculose chirurgicale suraiguë, par M. le Dr Charvot, professeur agrégé de clinique chirurgicale au Val-de-Grâce (résumée). (Gazette hebdomadaire de médecine et de chirurgie, 1882, p. 380.)

K..., 23 ans, 8e dragon, entre au Val-de-Grâce le 2 juillet 1881. Constitution faible. Père mort phthisique il y a cinq ans. Il n'a pas eu de manifestations strumeuses dans son enfance. Vivait en plein air. A 20 ans, pleurésie qui guérit facilement.

En mai 1881, sans cause appréciable, gonflement de la région parotidienne. Abcès froid qui se développe lentement et est ouvert le 11 juillet; les os ne sont point dénudés. Pansement à l'acide phénique, sirop d'iodure de fer, potion gommeuse opiacée. État général assez bon.

Dans les premiers jours d'août, l'abcès froid se remplit de fongosités mollasses et grisâtres qui saignent facilement; il reste dans cet état jusqu'à la fin d'octobre.

Dans le commencement de juillet, douleurs lombaires qui font songer à la formation d'un abcès par congestion; ces douleurs s'accentuent dans la cuisse droite, qui est fléchie

Ménard.

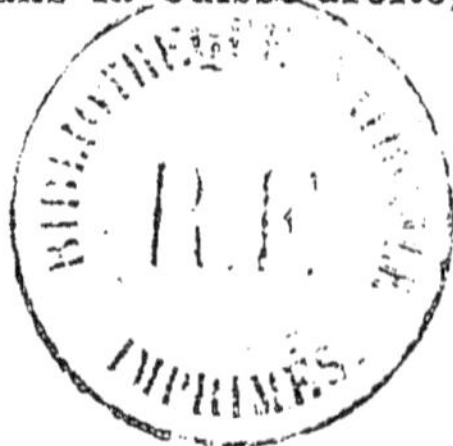

7

sur le bassin et dans la rotation en dehors. La pression exercée sur la face antérieure des vertèbres lombaires est très douloureuse; en arrière, la pression sur les apophyses épineuses des vertèbres lombaires est également douloureuse.

Dans le courant d'octobre, l'état général s'altère, le malade garde le lit. Il est important de noter qu'à ce moment il n'y a pas de signes cliniques de tuberculose pulmonaire.

En novembre et décembre, l'état général devient de plus en plus mauvais. Fièvre le soir. Les apophyses épineuses des vertèbres lombaires, le sacrum, l'articulation sacro-iliaque du côté droit sont très douloureuses à la pression. A la racine de la cuisse droite, tumeur mollasse, arrondie, fluctuante, grosse comme une demi-orange.

23 décembre. Ponction avec l'appareil Potain. On retire environ un verre de pus mal lié, granuleux.

Le 30. Large incision; lavages à l'acide phénique. Le pus ne se reproduit pas.

Dans le courant du mois de décembre, on découvre en plusieurs points, sur les parois costales et au niveau du bassin, une série d'abcès froids développés sans douleur.

A partir du 1er janvier, l'état du malade est désespéré. OEdème des membres inférieurs, fièvre continue, diarrhée que rien ne peut arrêter. Mort le 15 janvier 1882.

Autopsie. — Abcès froid de la région parotidienne. Dans la cavité de cet abcès le maxillaire est dénudé, l'articulation temporo-maxillaire est presque détruite, le condyle détruit en majeure partie.

Colonne vertébrale. — A partir des dernières vertèbres dorsales, la face antérieure du rachis est rongée par l'ostéite tuberculeuse superficielle. L'ostéite tuberculeuse a attaqué profondément le corps des vertèbres lombaires, la troisième surtout. Un abcès par congestion se détache du côté gauche de la portion lombaire du rachis et s'arrête dans le psoas. •

Bassin. — En faisant des coupes du sacrum et de l'os iliaque, on trouve plusieurs noyaux tuberculeux, principalement dans les points où l'os est composé plus spécialement de tissu spongieux.

Thorax. — Dans plusieurs points, l'ostéite tuberculeuse a détruit des côtes dans une étendue de 1 à 2 centimètres; certaines sont brisées comme par un projectile. Les extrémités costales, érodées par l'ostéite, baignent dans de vastes

abcès qui font saillie du côté de la cavité pleurale. Il n'y a
pas eu de pleurésie.

La boîte osseuse du crâne porte aussi des traces d'érosion
tuberculeuse, et même elle est percée de part en part au niveau de la portion écailleuse du temporal gauche.

Poumons. — Adhérences pleurales nombreuses. Les poumons sont criblés de tubercules crus ; un seul ganglion bronchique est caséeux, mais non ramolli.

Les autres organes, dont un examen soigneux a été fait,
sont sains.

Observation VII.

Abcès par congestion, infiltration tuberculeuse à divers degrés
de trois vertèbres, du sacrum et des os coxaux (résumé). —Tubercule enkysté du sacrum. (Par M. le Dr J. Parise, ancien
interne des hôpitaux.) Arch. de méd., t. XVII, 1843, p. 208.

Ch..., 27 ans. Constitution détériorée. Depuis deux ans,
tumeur blanche au poignet droit. M. Godard juge l'amputation nécessaire. La santé s'altère de plus en plus. Il entre à
l'hôpital le 21 décembre 1841.

Au poignet droit, tumeur blanche fistuleuse; les articulations radio-carpienne et médio-carpienne sont prises; os dénudés. État général assez bon. Maigreur notable.

Respiration pure du côté gauche et au sommet droit, presque nulle à la partie inférieure du poumon droit. Le côté
droit du thorax présente un rétrécissement notable dû à une
pleurésie dont le malade se dit guéri depuis un an et demi.
Quelques douleurs lombaires.

L'amputation est pratiquée et la cicatrisation se fait régulièrement.

L'état général est de plus en plus mauvais : digestions
difficiles; diarrhée assez fréquente; douleurs lombaires plus
intenses.

20 février. Péritonite subaiguë, douleurs abdominales, bal-
lonnement, épanchement liquide dans le péritoine. Infiltration séreuse des membres inférieurs et de la face. Urines non
albumineuses.

17 mars 1842. Mort.

Nécropsie. — Tous les organes sont examinés. On trouve
des lésions sur les suivants :

Poumon droit, réduit de volume, adhérent; quelques tubercules jaunâtres non ramollis. Un tubercule dans la rate. Ulcérations sur la valvule iléo-cæcale.

Trois abcès par congestion placés au devant de la colonne lombaire envahissent le psoas, contiennent les branches du plexus lombaire.

Les corps vertébraux étant enlevés, on constate que de petites collections purulentes, semblables à des tubercules ramollis, repoussent en arrière le ligament postérieur et les méninges. Dans l'épaisseur de la paroi de ces abcès se rencontrent de petits tubercules, des granulations grises. Les corps vertébraux sont profondément ulcérés, mais à des degrés variables, sur les trois premières lombaires. Les fibro-cartilages intervertébraux sont détruits. Les autres vertèbres sont peu altérées.

Des coupes pratiquées dans l'épaisseur du sacrum et des os iliaques font découvrir des noyaux arrondis, jaunâtres, de matière caséeuse.

Remarques. — L'auteur conclut avec Nélaton qu'il s'agit là d'altérations osseuses liées à la tuberculose.

OBSERVATION VIII.

Gommes sous-cutanées tuberculeuses, abcès tuberculeux, ossifluents, multiples, tuberculose génitale, tuberculose pulmonaire, tumeur blanche tibio-tarsienne (obs. personnelle).

Le nommé G... (Joseph), 31 ans, entre le 28 février 1883 à l'Hôtel-Dieu, salle Saint-Jean, n° 15, service de M. Richet.

Antécédents : Père mort à 42 ans, après une courte maladie, ne toussait pas. Mère, 67 ans, vivante, tousse depuis longtemps. Une sœur, 26 ans, 3 enfants se portent bien. Cet homme, depuis son enfance, était maçon; il avait travaillé à Paris et aux environs. En 1874, il va travailler à Reims.

En 1877, au mois de janvier, il a une hémoptysie, puis tousse. Il entre à l'hôpital de Reims au mois de mars 1877. C'est alors que se produit une série d'abcès aux deux bras et sur les jambes (aucun antécédent syphilitique). Tous se pro-

duisent en un mois, se collectent, suppurent, s'ouvrent spontanément ou sont ouverts par le bistouri, puis restent fistuleux pendant un an. Un dernier abcès se forme au genou
droit, neuf mois après le début.

Le testicule droit est pris d'un gonflement avant même la
production des abcès sous-cutanés. Un écoulement uréthral,
sans blennorrhagie, avait précédé cette orchite. Un abcès
épididymaire survient et s'ouvre à l'extérieur. Un peu plus
tard, le testicule droit se prend ; un abcès se forme et s'ouvre
à l'extérieur.

Le malade, après avoir passé trois mois à l'hôpital de Reims,
vient à Paris, entre à Saint-Louis, service de M. Lailler,
pour divers accidents : testicules tuberculeux, abcès fistuleux, bronchite.

En février 1878, apparaît la tumeur blanche du cou-de-
pied, un an après le début de tous les accidents. Vers cette
même époque, la plupart des abcès fistuleux se cicatrisent.
Diagnostic de M. Lailler : tuberculose. Traitement : iodure
de fer et huile de foie de morue. Le malade sort de Saint-
Louis après un séjour de deux ans. Il entre à Cochin, service
de M. Desprès, y passe onze mois ; on lui applique des appa-
reils inamovibles au silicate de potasse. Amélioration.

Le malade sort en juillet 1880, se remet à travailler à la
fabrication des parapluies, ne peut marcher.

Rentrée à l'Hôtel-Dieu le 28 février 1883.

Etat actuel. — Eruptions d'acné sur le tronc et les membres.

Cicatrices des abcès. Avant-bras droit : une à la racine du
pouce ; trois sur l'avant-bras, toutes trois adhérentes aux
os. Avant-bras gauche : une sur le dos de l'annulaire, deux
sur le dos de l'avant-bras, non adhérentes, deux sur le bord
interne du coude adhérentes aux os.

Membre inférieur gauche : une sur le pied, une sur le
côté interne du genou.

Membre inférieur droit : deux sur le pied non adhérentes.

Rien sur le tronc, rien sur la tête.

Une cicatrise indurée de chaque côté du scrotum, adhérente à l'épididyme qui est resté induré.

Vésicules séminales indurées des deux côtés ; cordon intact. De temps en temps il se produit un écoulement blanc,
uréthral, indolore, en dehors de toute excitation génitale.

Etat des poumons. — Légère submatité, en avant des deux côtés, souffle expiratoire, surtout à droite ; craquements et râles muqueux au sommet droit.

Etat du cou-de-pied droit. — Gonflement sur tout le pourtour de l'articulation tibio-tarsienne, surtout en avant ; en arrière, gonflement mollasse, sans fluctuation évidente, peu douloureux. Pas de gonflement appréciable du tibia et du péroné.

Traitement : huile de foie de morue, iodure de fer. Traitement local : compression avec la ouate et une bande élastique.

Fin de décembre 1883. — La tumeur blanche tibio-tarsienne s'est améliorée. Le volume du gonflement a diminué ; le malade, tout en gardant sa compression élastique, peut marcher un peu sans en ressentir d'inconvénient.

L'état général se maintient bon, bien que l'embonpoint ait un peu diminué.

OBSERVATION IX.

Suppuration du genou associée à la phthisie. — Amputation, guérison et disparition des symptômes pulmonaires (résumé). (Bryant. Lancette médicale. Londres, 1881, p. 742.)

Charles W..., 33 ans, valet de pied, entre à Guy's-Hospital, 12 mai 1881.

Ce malade a eu une hémoptysie il y a trois ans, il tousse en hiver. Transpirations fréquentes la nuit.

En mai 1878, vers l'époque des hémoptysies, il saute d'une hauteur de dix pieds. Dix jours après, fièvre, malaise, transpiration, toux. Cette poussée le condamne au lit pendant trois mois.

En août de la même année, il entre à l'hôpital de Canterbury, où on le soigne pour un rhumatisme du genou.

Un an plus tard, juillet 1879, entrée à Guy's-Hospital. Gonflement, empâtement du genou ; pas de fluctuation ; douleurs à la pression sur les condyles fémoraux. Après deux mois de séjour à l'hôpital, il sort pouvant marcher.

Il y a six semaines, il se blesse au genou malade en descendant un escalier. L'articulation enfle, devient douloureuse, et le malade rentre à Guy's-Hospital, le 12 mai.

Etat à l'entrée. — Genou gonflé, œdème péri-articulaire,

genou désorganisé. Etat général mauvais, toux quinteuse.
Matité et souffle aux deux sommets, surtout à gauche. Expectoration muco-purulente.

Le 7 juin. Amputation sous le chloroforme, suture avec
des fils de soie, tube à drainage dans la plaie. Pansement.

Examen du genou. — Cavité remplie de matière pulpeuse,
caséifiée; surfaces articulaires privées de cartilages, recouvertes de granulations.

14 juillet. Sortie de l'hôpital. Le malade paraît relativement bien. Il reste une petite surface granuleuse à l'extrémité externe de la cicatrice. Il n'y a plus de sueurs nocturnes;
pas de crachements de sang.

OBSERVATION X.

Carie strumeuse de l'épiphyse inférieure du tibia, tuberculose aiguë, méningite, tubercule de la choroïde. (Coupland. Lancette
médicale, 1879, p. 277.)

Maria B..., 4 ans, aspect strumeux, chétive.

Mère morte à 21 ans, cinq mois après la naissance de l'enfant. Père 25 ans, bien portant.

Rougeole a 2 ans, coqueluche huit mois plus tard. Il y a
dix mois, l'enfant est tombée dans un escalier, on la relève,
elle a perdu connaissance. Les jours suivants, elle est prise
de vomissements. Un mois plus tard, elle se met à boiter, le
pied gonfle, rougit.

La malade entre à Middlesex-Hospital le 29 janvier 1879.
Huile de foie de morue, traitement local.

26 mars. Evidement du tibia. L'enfant pâlit, maigrit.

Dans la première semaine de mai, broncho-pneumonie.

6 juin. Symptômes de méningite tuberculeuse. Troubles
de la vue et des mouvements du globe oculaire. A l'ophthalmoscope on voit une tumeur de la choroïde.

Mort le 18 juin.

Autopsie. — Articulation du cou-de-pied suppurée, astragale dénudé de son cartilage rouge, carieux, ramolli. La
cavité de l'extrémité inférieure du tibia est remplie de granulations. Le cartilage articulaire la limite du bas.

Méninges. — Vascularisation de la pie-mère. Granulations

dans la scissure de Sylvius. Liquide abondant, clair dans les ventricules.

OEil gauche. Nodule proéminent sur la choroïde. Examiner au microscrope, ce nodule a la structure d'un tubercule caséeux.

Poumons. — Plusieurs petites cavités remplies de pus aux sommets. Une cavité plus large dans le lobe supérieur gauche, ganglions bronchiques malades; l'un d'eux est à demi crétifié.

Remarques. — Ici, comme dans beaucoup de cas, il y a deux foyers d'infection tuberculeuse : d'une part, l'affection chronique des poumons et des ganglions bronchiques, d'autre part, la maladie osseuse.

Les localisations méningées et pulmonaires ne sont pas rares, mais rarement la pie-mère est prise isolément.

L'auteur ajoute une statistique personnelle se rapportant à 31 cas de méningite tuberculeuse. Dans 7 cas il y avait des lésions de la pie-mère et des poumons. Dans les autres cas il y avait des lésions de plusieurs organes. Entre autres, il a eu quatre fois des affections strumeuses des os.

OBSERVATION XI.

Lésion tuberculeuse du péroné. — Tuberculose pulmonaire.

Robert (Françoise), 34 ans, femme de ménage, venue à Paris depuis deux ans, entre le 26 janvier à l'Hôtel-Dieu, salle Notre-Dame, n°7. Cette femme, née à la campagne, est venue à Paris à 12 ans. Dans son enfance, elle n'a pas eu d'accidents scrofuleux, elle n'était pas sujette à tousser, elle n'a pas eu d'engorgements ganglionnaires. Les parents sont bien portants; elle-même avait jusqu'à ces derniers temps un certain embonpoint. Elle a eu 2 enfants qui sont en bonne santé; pas de fausse-couche. Son mari est mort phthisique il y a deux ans, après avoir toussé très longtemps. Jusqu'il y a trois mois, la malade s'était maintenue en bonne santé, pas d'antécédents syphilitiques.

Il y a trois mois, est apparu, sans cause extérieure, un gonflement au niveau de l'extrémité inférieure du péroné. Le gonflement a persisté jusqu'à ce jour en s'aggravant. La malade ne pouvant plus marcher est entrée à l'hôpital. Au moment de l'entrée on constate, à l'extrémité inférieure du péroné gauche, une tuméfaction un peu douloureuse ; la plus grande partie est formée par une masse molle, fluctuante, l'os lui-même est gonflé, il y a sur les bords de la cavité un développement considérable du tissu osseux.

Traitement : iodure de potassium, huile de foie de morue, compression ouatée, emplâtre de Vigo.

En avril, ouverture par le bistouri, l'os est à nu dans la plaie remplie de fongosités. A la fin d'avril, sans poussée fébrile, sans complication autre, la malade se met à tousser. L'amaigrissement qui avait commencé avec la lésion osseuse s'accentue davantage, ainsi que la perte des forces. Au mois de juillet, la lésion osseuse persiste avec la même localisation, les articulations voisines sont intactes ; il reste une fistule. Petites cavernules au sommet du poumon gauche, quelques craquements au sommet droit : signes non douteux de tuberculose aux deux sommets.

Le malade sort.

OBSERVATION XII.

Mal de Pott. — Tuberculose des testicules, tuberculose pulmonaire (obs. personnelle).

Le nommé Bernier, âgé de 25 ans, garçon marchand de vins, né à Tours, habitant à Vincennes, rue de Paris, entre à l'Hôtel-Dieu, salle Saint-Landry, n°31, le 28 novembre 1883.

En cherchant dans les antécédents de famille de ce malade on trouve que son père est mort à 45 ans, à la suite d'un accident. Sa mère est morte de même à la suite d'un traumatisme. Il est lui-même l'avant-dernier de 14 enfants. Survivent une sœur seulement et le malade lui-même. Les douze autres frères et sœurs sont morts en bas-âge, avant 5 ans. La sœur survivante a 22 ans, se porte bien. Le malade n'a aucun renseignement sur les maladies auxquelles ont succombé ses frères et sœurs ainés.

Il a été élevé dans un orphelinat à Pontoise, à partir de l'âge de 4 ans. A son entrée dans cet hôpital, il était déjà atteint de son mal de Pott. Avant son admission il avait été soigné par sa mère.

Son mal vertébral l'a condamné au lit de 3 à 11 ans, époque à laquelle il a commencé à marcher. Aucun abcès ossifluent n'était survenu dans le cours de la maladie.

A 12 ans, survient une hématurie suivie d'un écoulement. jaune par l'urèthre, durant deux ou trois semaines, dit le malade. En même temps les deux testicules sont le siège d'un abcès qui s'ouvre à l'extérieur, puis se ferme après être resté fistuleux durant quatre mois environ.

Le malade tousse depuis très longtemps ; il a toujours toussé, dit-il, surtout en hiver, mais durant la belle saison sa santé s'améliore. A l'auscultation on ne trouve que des troubles physiques légers. Les deux sommets sont résistants à la percussion. On y perçoit un souffle inspiratoire et expiratoire. L'expiration est prolongée, mais on ne constate pas de lésions du deuxième degré. Le malade expectore quelques crachats jaunes purulents. En somme, on ne trouve pas de signes tout à fait positifs de tuberculose pulmonaire, car une partie des troubles peuvent être mis sur le compte de la déformation du thorax. Néanmoins il faut tenir les deux poumons pour suspects en raison des autres lésions de nature tuberculeuse.

L'état général est d'ailleurs actuellement bon. Le malade qui a eu, il y a un an, une blennorrhagie, entre à l'hôpital pour des végétations du gland et du prépuce. Cette blennorrhagie ne doit en rien être confondue avec l'hématurie et l'écoulement uréthral consécutif qui, survenus à l'âge de 12 ans, n'étaient pas d'origine vénérienne, mais bien tuberculeuse.

OBSERVATION XIII.

Ostéites multiples de l'humérus, du cubitus et du premier métacarpien du pouce. Vaste collection dans l'extrémité inférieure de l'humérus. — Formation considérable de nouvel os. — Mort par broncho-pneumonie tuberculeuse. (Lannelongue. Abcès froids et tuberculose osseuse, p. 172.)

Lamblin, 2 ans et demi, entre à l'hôpital Sainte-Eugénie, le 29 mai 1879.

Le père et la mère morts d'une affection de poitrine.

L'enfant a eu en nourrice de l'impétigo du cuir chevelu, et des ganglions cervicaux engorgés.

Elle entre à l'hôpital pour une tumeur blanche, datant de seize mois. Une fistule conduit le stylet explorateur dans l'articulation malade, le coude. Elle a en même temps un spina-ventosa de la première phalange du pouce. Les deux articulations correspondant à cet os sont suppurées et fistuleuses. Cet accident remonte à trois mois.

Quelques jours après l'entrée à l'hôpital, broncho-pneumonie. Mort.

Autopsie le 15 juin. Poumons infiltrés de granulations tuberculeuses. Tubercules à la surface des plèvres.

Dans la spina-ventosa, le métrocarpien est nécrosé dans son entier.

Dans le coude, fongosités abondantes. Cavité dans l'épaisseur de l'humérus, remplie de matière caséeuse. Hypérostose considérable.

OBSERVATION XIV.

Symptômes de carie athloïdo-axoïdienne. (Obs. LXVIII. Traité de la scrofule de Bazin, résumée.)

Auguste Blériot, 15 ans, a eu des gourmes à sept ou huit ans. Il est petit, rachitique déformé.

Son père se porte bien. Sa mère est asthmatique, elle a eu mal aux jambes. Deux sœurs scrofuleuses. L'une est atteinte d'une affection du genou.

Il y a un an, le malade a été pris d'un gonflement douloureux sur le côté gauche du cou. Torticolis. La tumeur disparaît, puis le côté droit se tuméfie. Le mal s'aggrave de jour en jour.

Aujourd'hui, tuméfaction considérable de la nuque au menton, faisant disparaître la démarcation entre la face et le cou. Tête déviée, inclinée à gauche. Face regardant à droite. On ne sent aucun muscle en contraction. Vives douleurs dans l'épaule droite depuis trois mois, dues sans doute à des compressions nerveuses.

Hémoptysie il y a six semaines. Toux fréquente. Rien d'ailleurs à l'auscultation. Etat général mauvais, faisant prévoir une fin prochaine.

L'autopsie ne peut être faite.

Observation XV.

Tumeur blanche de l'articulation tibio-tarsienne. — Méningite
scrofuleuse entraînant la mort, alors que l'affection osseuse
était à peu près guérie. (Bazin. Leçons sur la scrofule, p. 614,
résumée.)

Gosset, 22 ans; tourneur en cuivre, né à Paris, entre à
l'hôpital le 21 décembre 1855.

Pas d'antécédents de famille. Il a eu des gourmes dans sa
première enfance.

Il y a six ans, il se fait une entorse, à la suite de laquelle
l'articulation tibio-tarsienne gauche est restée considérable-
ment tuméfiée. Six mois plus tard il entre à l'hôpital Saint-
Louis (mai 1851), avec des ouvertures fistuleuses. Il sort
(février 1852). Les fistules sont cicatrisées. L'articulation
tibio-tarsienne est ankylosée. Il reprend son travail.

Il y a cinq mois les fistules se sont rouvertes, la tuméfaction revenue. Le stylet pénètre à une profondeur de quatre
centimètres et arrive sur l'os dénudé. Le bord interne au
pied est relevé. Le bord externe a suivi le mouvement inverse. Ankylose de l'articulation. Atrophie de la jambe
gauche; hypertrophie ganglionnaire inguinale.

Etat général. Constitution peu forte. Rien au poumon.

Cœur. Bruit de souffle au premier temps. Palpitations.

Traitement : Houblon. Sous-phosphate de soude iodé. Au
bout de six mois, les fistules sont fermées et la tuméfaction
est presque disparue ; de nouveaux symptômes forcent à
abandonner ce traitement.

Le 16 juillet. Céphalalgie violente avec nausée.

Le 18. Epistaxis.

15 août. Hémiplégie complète à gauche, nausées, céphalalgie violente, fourmillements, sans anesthésie. Ces accidents disparaissent et se reproduisent par accès sans ré-
gularité.

6 septembre. Vomissements. Commencement de stra-
bismes, difficulté de la parole. Toux sans expectoration. Céphalalgie. Sueurs. Diarrhée.

Le 7. Hémiplégie complète du côté droit avec anesthésie.
Dysphagie. pâleur et maigreur augmentées ; alternatives de
coma et de délire, avec agitation ; yeux immobiles, pau-

pières supérieures abaissées, pupilles contractées et immobiles.

Le 8. Agonie. Conjonctives injectées, narines pulvérulentes, lèvres fuligineuses, respiration haletante, battements du cœur et pouls faibles, fréquents, sueurs visqueuses et abondantes. Mort dans la nuit.

Autopsie. Maigreur extrême. Injection des méninges. Quelques granulations seulement éparses à la surface des circonvolutions. Piqueté sur la coupe du cerveau.

Poumon farci de granulations tuberculeuses du sommet à la base. Pleurésie double, adhérences.

Reins et rate : quelques tubercules.

Noyaux tuberculeux dans l'épididyme du côté droit.

OBSERVATION XVI.

Carie de l'omoplate. — Phthisie scrofuleuse. — Foie gras. Albuminurie. (Bazin. Leçons sur la scrofule, p. 626, résumée.

Delamasquette, né à Paris, âgé de 18 ans, entre dans le service de M. Bazin, 12 décembre 1860. Ce jeune homme était âgé de 3 ans, lorsque sa mère mourut de phthisie pulmonaire. Sa sœur, âgée de quatorze ans, a souvent les yeux malades.

Quant à lui, vers l'âge de sept à huit ans, il eut des gourmes à la partie postérieure de la tête, des ophthalmies d'intensité variable; la dernière, 1859, laissa comme stigmate de son existence des taies sur la cornée. Il reste cinq ans à l'hôpital de la rue de Sèvres, pour des adénites sous-maxillaires. Il y a un an et demi il entre à l'hôpital Sainte-Eugénie (service de M. Marjolin) pour un abcès froid, situé à la partie supérieure et postérieure du thorax. Peu de temps après sa sortie de Sainte-Eugénie, survint un abcès au niveau d'une ligne qui sépare, d'une part, la troisième de la quatrième côte, et, d'autre part, le bord spinal de l'omoplate des vertèbres correspondantes. Cet abcès resta fistuleux. Depuis deux mois environ, toux intense et amaigrissement qui n'ont pas discontinués depuis cette époque.

Etat actuel : Cicatrices d'abcès à la région sous-maxillaire; à la partie postérieure et inférieure du thorax. Extrémité des doigts volumineuses. Ongles recourbés en baguettes de tambour. Les articulations des phalanges entre elles sont le siège d'nne notable tuméfaction.

Depuis six semaines à deux mois, sueurs abondantes qui couvrent, pendant la nuit, la partie antérieure de la poitrine et les paumes de ses mains. Alternative de diarrhée et de constipation depuis quatre mois. Depuis quinze jours on observe un peu de fièvre le soir. La langue est blanche et humide. L'appétit diminue.

Submatité dans la fosse sus-épineuse droite. Le mouvement respiratoire offre de la rudesse et amène les caractères du souffle, avec une expiration prolongée. La sonorité est normale dans tout le reste de l'étendue des poumons.

Les matières expectorées sont muco-purulentes.

Le foie est augmenté de volume. La pression et la percussion déterminent une douleur assez vive au niveau de la région épigastrique.

L'examen des urines décèle la présence d'une notable quantité d'albumine.

OBSERVATION XVII,

Caries multiples. — Abcès froids sous-cutanés et profonds dépendants des os. (Bazin. Leçons sur la scrofule, p. 617, résumé.)

Evrat, 17 ans, bijoutier, entre à l'hôpital, le 7 mai 1856.

Père mort d'accident; mère bien portante. Trois frères exempts de scrofule. Deux sœurs ont eu des manifestations scrofuleuses.

Dans son enfance, ni gourmes, ni ophthalmies. A 15 ans, pleurésie droite, consécutivement engorgement ganglionnaire cervical; abcès à la poitrine, au ventre, à la hanche, aux pieds.

Etat actuel. — Constitution chétive. Violentes palpitations de cœur.

Une ulcération au devant du sternum conduit sur des côtes cariées; par une autre, située dans l'intérieur de la bouche, le stylet pénètre jusqu'à la branche de la mâchoire, cariée dans une grande étendue.

Ces ouvertures fistuleuses suppurent beaucoup. Traitement : vin de quinquina, vin de Bagnols, gargarismes.

15 avril. Ouverture d'un vaste abcès, occupant toute la partie postérieure de la jambe : injections iodées.

Le 22. A la suite de l'extraction d'une dent molaire qui était ébranlé, rupture de la branche montante du maxillaire. Le malade se nourrit très difficilement, dépérit ; sommeil léger, diarrhée incoercible. La médication n'a aucune action sur le mal. Urines non albumineuses. Mort le 10 mai.

Autopsie. — Marasme squelettique.

Maxillaire inférieur. — Carie profonde, altérant assez loin la branche droite et le corps de la mâchoire au niveau de la deuxième molaire, avec perte de substance considérable. La fracture de la mâchoire est le résultat de cette carie.

Côtes. — Les 7ᵉ et 8ᵉ côtes sont profondément détruites, dans une étendue de 2 à 3 centimètres près de leur insertion au sternum. Deux kystes tuberculeux dans l'épaisseur du diaphragme.

Quelques tubercules aux sommets des poumons ; adhérences pleurétiques à droite.

Foie gras, volumineux.

OBSERVATION XVIII.

Carie des os du carpe. — Phthisie scrofuleuse. (Bazin. Leçons sur la scrofule, p. 625, résumé.)

Mercher, 45 ans, terrassier, entre le 10 juillet 1855. Père bien portant ; mère morte à 40 ans, tumeur du sein. N'a jamais eu ni gourmes, ni scrofulides. Fièvre paludéenne, à 23 ans.

Il y a deux ans, commence à tousser, avec douleur de ventre et de poitrine ; travaille cependant. Un jour, il ressent une douleur dans le poignet. Abcès qui s'ouvre. Mieux ; reprise du travail. Nouvelle tuméfaction peu douloureuse.

Jusqu'à son entrée à l'hôpital, sa santé s'altère. A son entrée, nous trouvons :

A la poitrine : respiration soufflante, rhonchus secs aux deux sommets, sans expectoration notable, sans hémoptysie, sans sueurs nocturnes, sans fièvre.

Au poignet : ouvertures fistuleuses, avec œdématie considérable jusqu'au coude ; œdématie des doigts et des membres inférieurs ; albuminurie.

Malgré tous les moyens employés, affaiblissement graduel amaigrissement, avec augmentation de l'œdème. Mort le 7 mars. L'autopsie n'a pas été faite.

OBSERVATION XIX.

Tuberculose pulmonaire, tumeur blanche médio-tarsienne.
(Ob. personnelle).

F... (Françoise), 38 ans, brodeuse, mariée, demeure avenue de Saint-Ouen, 40, entre à l'Hôtel-Dieu, salle Notre-Dame, 16, le 25 juillet 1883.

Elle est venue à Paris à l'âge de 15 ans. Son père et sa mère étaient bien portants; elle-même s'est toujours bien portée jusqu'au début de la maladie actuelle. Elle a eu quatre enfants, tous bien portants. Son mari vit et ne tousse pas.

Elle est logée dans un rez-de-chaussée, sur un petit passage, près de l'avenue de Saint-Ouen. Elle travaille chez elle (brodeuse).

Elle a commencé à tousser, il y a deux ans, sans hémoptysie; mais elle avait à cette époque des sueurs très abondantes; elle a continué à tousser, et s'est peu à peu amaigrie. Actuellement elle porte une petite caverne au sommet droit, et on entend des craquements au sommet gauche.

Ce n'est qu'au mois de janvier de cette année qu'un gonflement s'est produit sur le côté interne du pied gauche; ce gonflement s'est accentué peu à peu, bien que la malade ne fût pas obligée de marcher. Un abcès s'est formé, puis s'est ouvert il y a un mois. Actuellement, il reste une ulcération d'un centimètre de large, sur le côté interne du pied, au niveau de l'articulation médio-tarsienne. Au fond de cette ulcération, on trouve des fongosités abondantes, une dénudation des os, scaphoïdes et tête de l'astragale. L'articulation médio-tarsienne est ouverte. Le gonflement occupe du reste la plante et le dos du pied. Tumeur blanche médio-tarsienne, fistuleuse, avec lésion osseuse.

18 août. Amputation sus-malléolaire par la méthode de M. Guyon. Aucun incident opératoire. Pansement de Lister.

Le 22. Réunion partielle par première intention. Les bords réunis de la plaie sont maintenant rapprochés.

Le 25. Plaie réunie totalement sur la partie moyenne

béante sur les deux côtés. Plaie d'un bon aspect. La malade n'a jamais eu de poussée fébrile depuis l'opération.

15 septembre. Les os des extrémités de la plaie restent bourgeonnants. La partie moyenne est complètement cicatrisée. Bon état général.

10 octobre. L'extrémité externe de la plaie est fermée, mais l'extrémité interne reste fongueuse.

30 décembre. Les fongosités persistent dans l'angle interne de la plaie.

OBSERVATION XX.

Tuberculose pulmonaire. Tumeur blanche médio-tarsienne.
(Obs. personnelle).

Le nommé Curny (Nicolas), 27 ans, employé de commerce, né à Cirey (Meurthe-et-Moselle), entre, le 26 décembre 1883, salle Saint-Jean, n° 11, à l'Hôtel-Dieu (service de M. le professeur Richet).

Ce malade, élevé à la campagne, n'a eu dans son enfance aucune manifestation strumeuse autre que la gourme; quelques affections du cuir chevelu.

Son père est mort d'une affection de courte durée; sa mère a 70 ans, et a toujours eu une vigoureuse santé.

Venu à Paris en 1875 il s'est fait garçon épicier; il a été ensuite employé successivement dans plusieurs maisons de commerce. Jamais il n'a éprouvé de grandes fatigues, et il gagnait, dit-il, suffisamment pour vivre.

Sa santé s'était maintenue bonne jusqu'à il y a trois ans. A cette époque, plusieurs hémoptysies abondantes, perte de l'appétit, perte des forces. Pendant deux ans, les crachements de sang se sont répétés plusieurs fois; la toux a persisté. Pourtant le malade n'est pas entré à l'hôpital. Il y a deux ans, la voix a commencé à se voiler. Cet enrouement s'est aggravé peu à peu. Aujourd'hui, l'aphonie est complète.

C'est il y a un an qu'a débuté l'accident chirurgical. A la suite de fatigues, de marches prolongées, avec des souliers trop étroits, dit le malade, le pied droit se mit à gonfler et à devenir douloureux. C'est pour cette affection du pied que le malade entre aujourd'hui à l'hôpital.

Etat actuel. — Les deux poumons présentent des lésions étendues, de l'induration avec souffle bronchique; au sommet

Ménard.   8

gauche, de l'induration et de plus quelques gros râles humides, signes d'un commencement d'excavation.

Le malade n'a jamais eu de diarrhée ; depuis longtemps il a perdu complètement l'appétit, mais les fonctions digestives s'accomplissent d'ailleurs régulièrement.

Le pied droit est le siège d'un gonflement étendu en arrière, jusqu'aux limites du cou-de-pied, en avant, jusqu'aux métacarpiens. La masse gonflée donne la sensation d'un empâtement diffus, mollasse, sans fluctuation; peu de douleurs spontanées, mais douleur modérée à la pression.

Quand on imprime des mouvements de torsion à l'avant-pied, on sent des frottements rudes qui paraissent se produire dans l'articulation médio-tarsienne.

Une fistule ouverte sur le dos du pied, à la surface du cuboïde, conduit le stylet sur les os dénudés et même dans l'articulation cunéo-astragalienne. Le gonflement entoure toute la circonférence du pied, de sorte qu'il est certain que la lésion atteint aussi la partie externe de l'articulation de Chopart. On y sent d'ailleurs des craquements à la main.

Observation XXI.

Tuberculose pulmonaire. — Tumeur blanche du genou droit, tumeur blanche de l'articulation métacarpo-phalangienne du pouce gauche. (Obs. personnelle.)

Le nommé Rousseau, âgé de 47 ans, né à Genêt (Côte-d'Or), entre le 30 juin 1883, salle Saint-Côme, 24, service de M. le professeur Le Fort.

Cet homme n'avait eu dans son enfance aucune affection scrofuleuse, il n'avait eu aucune maladie grave jusqu'à il y a trois ans, époque à laquelle il eut une pleurésie gauche. Il fut soigné à l'hôpital Laënnec, y fit un séjour de quatre mois. Puis il sortit sans être entièrement guéri; il continuait à tousser.

En février 1882, il rentre à l'hôpital des Tournelles parce qu'il tousse et que ses forces s'affaiblissent ; il y séjourne trois mois, puis peut reprendre ses occupations pendant quelque temps.

Au mois de janvier 1883, est survenue une douleur dans le genou droit, sans l'intervention d'aucun traumatisme que le maladé ait pu remarquer. Le genou a gonflé, a rendu la marche pénible, puis bientôt tout à fait impossible.

A peu près, en même temps que commençait cette affection du genou, l'articulation métacarpophalangienne du pouce gauche se prenait également d'une manière toute spontanée; elle n'a pas cessé depuis lors d'être douloureuse.

Le malade entre à l'hôpital le 30 juin.

Le genou droit est le siège d'une tumeur blanche avec fongosités abondantes dans le cul-de-sac supérieur; pas de fistules, pas de suppuration extérieure.

Le pouce gauche est fortement gonflé à sa base, il existe aussi là une tumeur blanche de l'articulation métacarpophalangienne.

L'examen des poumons montre au sommet droit des signes d'une excavation large, souffle amphorique évident. Au sommet droit, quelques gros craquements en arrière, dans la fosse sus-épineuse, indiquent un commencement de ramollissement. Le malade crache beaucoup, remplit son crachoir dans les vingt-quatre heures. Ce sont des crachats nummulaires flottants dans un liquide clair filant.

Au mois de septembre, M. Blum suppléant M. Lefort, voyait le pouce entouré de fistules qui mettent l'articulation malade en communication avec l'extérieur, se décide à intervenir.

Le 21 septembre. Il enlève le métacarpien tout entier.

Aucun accident général ne survient à la suite de cette opération.

La plaie se referme en grande partie.

Au mois de décembre, il ne reste qu'une fistule à la partie supérieure de la plaie.

L'état général s'est peu modifié. Le 30 décembre, on retrouve à peu près les mêmes lésions pulmonaires. Induration très manifeste du sommet droit, avec souffle aux deux temps; au sommet droit, craquements nombreux sans souffle cavitaire évident. Crachats purulents, peu abondants.

Le malade n'a jamais eu de diarrhée; il conserve encore de l'appétit.

OBSERVATION XXII.

Mal de Pott. — Carie du 4ᵉ métacarpien gauche, carie des deux grands trochanters. — Adénite suppurée sous-maxillaire.

Le nommé Mabille (Albert), né à Paris, en 1863, résidant boulevard de la Gare, 155, entre à la Pitié, le 20 août 1879.

En faits d'antécédents de famille, on ne trouve pas de tuberculose; le père se porte bien, la mère également. Le malade n'a qu'un frère plus jeune que lui et qui n'a éprouvé jusqu'ici aucun accident pathologique inquiétant.

L'existence du malade lui-même, au contraire, n'a été qu'une longue maladie, laquelle a commencé à l'âge de 4 ans. A cette époque se sont montrés, à peu près simultanément, une carie du 4ᵉ métacarpien gauche et un mal de Pott. Le malade ne se rappelle pas quelle a été la durée de l'affection du métacarpien; elle a été en tout cas longue. Il reste au niveau de cet os une cicatrice adhérente; l'os lui-même est raccourci.

Le mal de Pott a effectué sa longue évolution entre 4 et 12 ou 13 ans, sans accidents paralytiques, mais sans pouvoir marcher, le point d'appui manquant à la partie supérieure du tronc.

Collatéralement à la maladie vertébrale, se sont développés tous les accidents nombreux et longs liés à une carie du grand trochanter droit. Cette troisième affection avait commencé à l'âge de 5 ans, un an après le début du mal de Pott. La peau de la région trochantérienne avait été détruite par une large ulcération qui a laissé une cicatrice irrégulière d'environ 15 centimètres de long. Cette affection trochantérienne a fini par guérir un peu après le mal de Pott.

. A l'âge de 15 ans, le grand trochanter gauche se prend, il est le siège de la même série d'accidents que le grand trochanter du côté opposé : gonflement, abcès, ouverture à l'extérieur. Ulcération de la peau sur une large surface. C'est pour cet accident osseux que le malade rentre à l'hôpital.

Nous le voyons au commencement de l'année 1882. A cette époque il a 19 ans; il est petit, sans trace de barbe, il a l'aspect physique d'un enfant de 12 à 14 ans, ou même d'un enfant moins âgé si l'on ne jugeait que la taille.

Depuis trois ans, il est condamné à rester couché sur le ventre. Le membre inférieur droit est dans une extension forcée au niveau de la hanche, dans une extension complète au niveau du genou. Le membre inférieur gauche est dans une abduction forcée et en même temps fléchi au niveau des articulations coxofémorale et fémorotibiale. Les muscles sont atrophiés à un degré extrême sur ces deux membres. La circonférence maximum de la jambe droite, la plus volumineuse, est de 19 centimètres. Le so s des membres inférieurs sont très grêles, ce qui les fait paraître très longs.

Le mal de Pott paraît actuellement guéri. Le malade ne ressent aucun trouble de ce côté. Le grand trochanter droit n'est plus douloureux. Mais il reste au niveau du grand trochanter gauche une ulcération recouverte d'épaisses fongosités. La surface ulcérée a 12 centimètres de long et 5 à 7 de large. Elle a eu de plus grandes dimensions, mais elle s'est cicatrisée en partie à plusieurs reprises, pour augmenter de nouveau par intervalles.

Les articulations des deux genoux sont relâchées, mobiles dans tous les sens à un degré anormal.

Les deux articulations coxo-fémorales, qui n'ont pas d'ailleurs été atteintes par la lésion trochantérienne, sont fixées, la gauche dans la flexion, la droite dans l'extension. Cette fixation est due, non à une lésion particulière, mais en partie aux brides cicatricielles (côté gauche), en partie aux rétractions ligamenteuses consécutives à la même position (extension, attitude couchée sur le ventre depuis trois ans) gardée depuis longtemps.

Le petit malade ne peut supporter d'autre position que cette attitude couchée à plat sur le ventre et le thorax. Quand on veut le mettre sur le dos, il éprouve du malaise, puis des étouffements qui obligent à lui rendre son attitude préférée.

En juillet 1882, l'état général s'est amélioré, l'ulcération trochantérienne est presque guérie. Après plusieurs essais, on parvient à lui faire garder quelques heures d'abord, puis toute la journée, l'attitude couchée sur le dos.

Ensuite, M. Lancereaux nous autorise à procédér au redressement du membre gauche fléchi.

En essayant de redresser le genou gauche sous le chloroforme, le membre cède au niveau du fémur, il se fait une fracture au niveau de l'extrémité inférieure de la diaphyse, Le membre n'est pas moins fixé dans une direction rectiligne à l'aide d'un appareil inamovible en plâtre.

Un mois plus tard, en septembre, nous redressons la hanche, après avoir fait des sections sous-cutanées du fascia lata, qui forme une bride rétractée invincible. Un nouvel appareil au silicate de potasse maintient le genou et la hanche dans une bonne position.

Au mois de décembre on peut faire lever le malade, et après quelques jours d'exercice pour lui apprendre à se servir de ses béquilles, il commence à marcher péniblement avec l'appareil et deux béquilles.

Nous revoyons le malade en octobre 1883, il continue à marcher ; mais le genou droit, qui supporte la plus grande partie du poids du corps, manque de résistance, il se met dans une extension forcée, les ligaments étant relâchés.

L'état général est d'ailleurs très bon. Jamais le malade n'a toussé. Aucun viscère n'a présenté de troubles qui puissent y faire soupçonner la tuberculose.

OBSERVATION XXIII.

Mal de Pott dorsal guéri. — Carie du 4e métacarpien droit guérie. — Carie de la 1re phalange du pouce droit. — Ulcérations scrofuleuses de la face dorsale des deux pieds. — Abcès ossifluent au niveau du condyle interne du fémur droit. (Obs. pernelle.)

La nommée N..., âgée de 30 ans, entre à l'Hôtel-Dieu, dans le service de M. le professeur Richet, salle Notre-Dame, lit n° 23, le 20 août 1883.

Jusqu'à l'âge de 12 ans, aucun accident strumeux, pas de gourme. Coqueluche à 6 ans.

A 12 ans, se montrent simultanément deux lésions de la main droite ; carie avec spina-ventosa de la première phalange du pouce droit ; carie du quatrième métacarpien droit. Après un gonflement volumineux, des fistules se forment autour des os malades ; ces fistules restèrent ouvertes pendant trois ans, puis guérirent. Aujourd'hui le métacarpien est raccourci ; son épiphyse paraît avoir été détruite, ce qui a définitivement arrêté la croissance de l'os. Le pouce est déformé, couvert de cicatrices adhérentes aux os.

La malade ayant été envoyée à l'asile de Forges pour les deux affections précédentes, c'est pendant son séjour dans cette maison (séjour de dix-huit mois) qu'apparut la gibbosité du mal de Pott.

Cette affection ne fut guérie que vers l'âge de 18 ans. Aucun abcès ne s'était produit pendant cette longue période de maladie. La gibbosité qui en est restée comprend au moins six vertèbres de la région dorsale supérieure. La marche n'est pas incommodée aujourd'hui par cette difformité.

Quand le malade avait 19 ans, en 1871, il se fit une nouvelle fistule au niveau du quatrième métacarpien droit, qui semblait guéri depuis longtemps. Depuis lors cette fistule a toujours persisté.

A peu près à la même époque, en 1871, se montrèrent à la face dorsale des deux pieds des ulcérations cutanées qui, depuis, n'ont jamais guéri complètement.

Enfin, il y a cinq mois, est apparu l'accident du genou droit, pour lequel la malade entre aujourd'hui à l'hôpital.

Etat actuel. — Le mal de Pott est guéri. La malade ne tousse pas, n'a jamais toussé, dit-elle.

Le pouce droit est guéri également. Sur le dos de la main droite existe une fistule qui conduit le stylet au milieu d'une masse de fongosités saignantes. On ne rencontre pas de surface osseuse dénudée.

Sur le dos du pied gauche ulcération à bords irréguliers cicatriciels, découpés aux dépens d'une cicatrice de réparation qui, au rapport de la malade, tantôt gagne du terrain sur l'ulcération, tantôt semble se résorber.

Sur le dos du pied droit même genre d'ulcération. Un trajet fistuleux compris dans l'ulcération conduit sur le 4ᵉ métatarsien, qui est carié.

Au niveau du genou droit se voit sur la face interne de l'articulation un gonflement limité, franchement fluctuant. Cet abcès paraît indépendant de l'articulation, qui pourtant contient un peu de liquide. Le condyle fémoral est douloureux, il y a tout lieu de croire que l'abcès se rattache au fémur.

25 septembre. M. Peyrot, suppléant M. Richet, ouvre cet abcès, gratte la surface externe avec la curette de Wolkmann, atteint la surface osseuse malade qu'il gratte avec soin.

Pansement à l'iodoforme. Le membre a été préalablement fixé dans une gouttière en plâtre.

Le 26. La malade ne souffre pas. Pas de fièvre, le pansement n'est pas renouvelé.

Le 28. Pansement renouvelé, pas de suppuration; suintement séro-sanguinolent assez abondant.

15 octobre. La plaie est réunie presque en totalité, mais il reste une fistule.

20 décembre. La fistule persiste encore, laisse écouler un peu de pus séreux. Le genou est sain, ne contient pas de liquide.

La malade demande à sortir.

Les autres lésions osseuses sont restées stationnaires. Les ulcérations cutanées sont presque complètement cicatrisées.

OBSERVATION XXIV.

Mal de Pott. — Synovite fongueuse du dos de la main droite.

R... (Henri), 16 ans, mégissier, né à Coulommiers, résidant rue de Javel, 80, à Paris, entre à l'Hôtel-Dieu, le 23 juillet 1863, salle Saint-Landry, n° 22, service de M. Richet.

Antécédents. — Parents bien portants. Quatre frères et deux sœurs bien portants. Le malade occupe le deuxième rang. Il est à Paris depuis deux ans, a toujours travaillé dans la mégisserie. Il habite, avec un ami, une chambre au premier, mal éclairée, avec une seule fenêtre sur une petite cour. Il est d'une taille moyenne, d'un aspect plutôt chétif. Il s'était toujours bien porté jusqu'au commencement de cette année.

Au mois de 1883, apparaît une tuméfaction sur le dos de la main droite, allant depuis le voisinage des doigts jusqu'à quatre ou cinq centimètres au-dessus du poignet. Depuis le mois de mai, le malade s'est aperçu que sa poitrine s'inclinait peu à peu en avant, qu'il devenait bossu. C'est à cause de cette déformation que le malade entre à l'hôpital.

Etat actuel. — L'affection du dos de la main qui est restée stationnaire depuis deux mois environ est très peu douloureuse. Les mouvements des doigts sont peu gênés. Les tendons des extenseurs dans les contractions de l'avant-bras impriment un certain mouvement aux extrémités de la tumeur. L'exploration ne découvre aucune lésion des os de la région. Il s'agit d'une maladie liée aux gaines des tendons des extenseurs.

La colonne vertébrale dorsale présente au-dessous de la partie moyenne une déviation antéro-postérieure, dont l'angle saillant est formé par les apophyses épineuses de trois ou quatre vertèbres : c'est donc une saillie à angle arrondi. Le thorax est un peu aplati sur les côtés, le sternum saillant en avant. Cette déviation vertébrale entraîne peu de troubles fonctionnels ; le malade marche bien, se fatigue seulement un peu plus vite que d'habitude ; il n'éprouve aucune douleur du côté des membres inférieurs, dont la sensibilité est d'ailleurs normale. Il éprouve seulement un peu de douleur sur le pourtour du thorax, sorte de douleur en ceinture. L'exploration du ventre montre qu'il ne s'y trouve aucun abcès par congestion se rattachant à la colonne vertébrale. Il existe une zone de matité thoracique de chaque côté de la gibbosité dorsale.

A l'auscultation du poumon, on trouve aux deux sommets en avant une inspiration rude, bronchique, sans râles humides. Ce trouble physique est plus marqué à droite. Pas d'expiration prolongée. En arrière, la respiration s'entend affaiblie sur toute la hauteur du thorax, obscure de chaque côté de la gibbosité. Le malade tousse de temps en temps. L'état général est resté satisfaisant. Le malade n'a pas maigri sensiblement ; pas de troubles digestifs. Rien du côté des voies génito-urinaires.

OBSERVATION XXV.

Carie de la première phalange du second orteil droit. — Synovite fongueuse rétro-malléolaire interne droite. (Obs. personnelle).

S... (Jean), 19 ans, né à Yvetot (Manche), garçon de magasin, entre à l'Hôtel-Dieu, salle Saint-Jean, n° 3 bis, service de M. Richet, le 4 mai 1883.

Antécédents. — Père mort de la variole, en 1870. Se portait bien ; mère vivante, en bonne santé ; un frère et deux sœurs plus jeunes ; personne ne tousse dans la famille. Le malade a travaillé dans une ferme jusqu'à il y a deux ans, dans son pays, puis il est venu à Paris. Il est employé pendant quatorze mois comme sacristain au lycée Saint-Louis, puis devient garçon de recettes au Louvre. Il fait ainsi des courses à pied depuis quatre mois. Au Louvre, il couche dans les magasins.

Sa santé générale s'est toujours maintenue bonne. Au commencement d'avril 1883, est apparu un gonflement du gros orteil droit sans cause extérieure bien déterminée. La chaussure ne paraît y avoir été pour rien. Ce gonflement a produit un abcès qui s'est ouvert spontanément le 11 juin 1882, ici même à l'hôpital. A la fin d'avril 1882, s'est montré sur la face interne du cou-de-pied droit un gonflement plus étendu, intermédiaire à la malléole interne et au tendon d'Achille : c'est pour ce gonflement que le malade entre à l'hôpital.

Au moment de l'entrée : gonflement mollasse, peu douloureux, sans changement de couleur à la peau, présente le volume d'un demi-œuf appliqué derrière la malléole interne. La peau a perdu son glissement normal ; on sent une fausse flutuation à la surface. Rien sur le reste du pourtour de l'articulation, du cou-de-pied dont les mouvements ne sont pas douloureux. Cependant, quand le malade marche pendant un certain temps, le pied gonfle et devient douloureux.

L'examen du poumon et des différents viscères ne révèle aucune lésion. L'état général est bon ; le malade dit avoir un peu maigri, mais il conserve un teint coloré et un système musculaire bien développé. Compression ouatée. Huile de foie de morue.

Le 25 juillet. La lésion du pied s'est sensiblement améliorée. Le gonflement a diminué, les mouvements du pied paraissent plus libres. Le second orteil droit reste fistuleux. Etat général satisfaisant. Le malade demande à sortir.

OBSERVATION XXVI.

Abcès froid de la paupière supérieure droite.— Abcès froid costal
(7ᵉ côte droite). — Tumeur blanche médio-tarsienne gauche
(Obs. personnelle.)

Dubreuil (Sylvain), 18 ans, maçon, né à Chapelle-Taille-
Fer (Creuse), entre à l'Hôtel-Dieu, salle Saint-Landry,
n° 29, le 8 juin, service de M. Richet.

Ce jeune homme travaillait dans une ferme jusqu'à l'âge
de 16 ans. Son père et sa mère vivent et son bien portants.
Il a une sœur de treize ans qui est chétive, qui tousse. Une
autre sœur plus jeune se porte bien.

Le malade est venu à Paris, il y a deux ans ; il s'est mis à
servir les maçons. Il est logé rue Galande, dans une pièce
humide, au premier étage, avec une seule fenêtre sur une
petite cour : huit ouvriers passent la nuit dans cette pièce.
il prétend d'ailleurs qu'il est assez bien nourri. Aucun de
ses camarades de chambrée n'est malade. Aucun ne tousse.

Malgré ces mauvaises conditions hygiéniques, le malade
dit avoir toujours conservé une bonne santé jusqu'à l'époque actuelle ; il ne porte d'ailleurs aucune trace de scrofule.
Il n'a jamais eu de maux d'yeux. Il est vigoureusement
taillé, a un embonpoint moyen, un système musculaire très
développé, il n'a en rien le facies d'un strumeux.

Au commencement de mai, se sont montrées, presque en
même temps, dans la même semaine, trois lésions simultanées, au pied gauche, au côté droit du thorax, à la paupière
droite. La lésion du pied n'a pas tardé à gêner le malade,
à l'empêcher de marcher : c'est pour elle qu'il entre à
l'hôpital.

Etat actuel. — L'abcès de la paupière supérieure droite
s'est ouvert spontanément il y a quelques jours : il reste fistuleux ; il s'écoule par la fistule un peu de pus séreux ; il
n'y a pas de lésion osseuse.

Abcès costal : un abcès forme une tumeur en forme d'a-
mande vente au niveau de la 7ᵉ côte droite, sur la ligne
axillaire. C'est une tumeur fluctuante, mobile, mais manifestement rattachée à la côte par un pédicule profond, qui
imite le glissement. Elle est très peu douloureuse ; la peau
n'est ni adhérente ni amincie.

La lésion du cou-de-pied est la plus volumineuse, la plus importante. C'est une collection liquide du volume d'un œuf, placé sur le côté interne du tarse gauche, au niveau de l'articulation médio-tarsienne. La peau rouge, adhérente, amincie. Fluctuation manifeste.

L'examen du poumon ne révèle rien. Les testicules sont intacts; pas de troubles digestifs, sauf une diminution d'appétit depuis quelque temps. Le malade aurait aussi un peu maigri; mais il est encore d'un embonpolnt suffisant.

15 juin. Ouverture de l'abcès du pied; grattage de la face interne sur toute l'étendue. La tête de l'astragale est à nu sur un point voisin de l'articulation médio-tarsienne. La partie malade est enlevée avec une curette. Dans cette opération, l'articulation jusqu'ici peu atteinte se trouve manifestement ouverte. Une petite portion du cartilage articulaire est enlevée. Lavage avec l'acide phénique au 20ᵉ; pansement de Lister. Le pied est immobilisé dans un appareil plâtré.

Le 16. Le malade n'a pas eu de fièvre : 37,6 hier soir; 37,5 ce matin. Il a dormi, a peu souffert. Le pansement n'est pas renouvelé.

Le 17. Pas de fièvre, peu de douleurs. Le pansement est renouvelé.

Le 2C. Pansement renouvelé. La plaie suppure très peu; mais un léger gonflement œdémateux s'est montré sur le côté externe du dos du pied : là, un peu de douleur à la pression.

1ᵉʳ juillet. Suppuration très peu abondante; mais les fongosités très volumineuses remplissent la plaie. L'abcès costal s'est ouvert spontanément cette nuit. La fistule est agrandie avec des ciseaux : un pansement est appliqué.

Le 15. Les fongosités du tarse font une saillie volumineuse dans la plaie : la suppuration est peu abondante. Etat général satisfaisant : pas de toux; rien à l'auscultation.
Le malade sort.

Observation XXVII.

Ostéites multiples des cubitus gauche et droit. — Spina ventosa de la première phalange de l'index droit. — Ostéite ancienne du radius. — Abcès ossifluents. (Lannelongue. Abcès froid et tuberculose osseuse, p. 173, résumé.)

Lepeyrou, 14 ans 1/2, entre à Sainte-Eugénie, le 12 mars

1879. Rougeole à 8 ans. Depuis neuf mois, engorgement ganglionnaire du cou, série d'abcès strumeux.

Il y a deux ans déjà, abcès froid sur le côté externe du radius droit. Suppuration prolongée ; élimination d'esquilles.

Il y a trois ou quatre mois, gonflement, puis abcès froid au niveau de l'extrémité supérieure du cubitus gauche.

Un peu plus tard, même lésion du cubitus droit. Des fongosités se sont développées dans le coude correspondant.

Depuis deux ans, spina ventosa de la première phalange de l'index droit.

En résumé, la succession est la suivante : il y a deux ans, abcès sur le côté externe du radius, spina ventosa de l'index droit ; il y a neuf mois, adénite suppurée du cou ; il y a trois mois, ostéite du cubitus gauche, puis du cubitus droit.

Observation XXVIII.

Lésions osseuses multiples. — Coxalgie. — Mal de Pott. (Lannelongue. Abcès froids et tuberculose osseuse, p. 174, résumé.)

Gillot (Henri), 6 ans 1/2. Quelques cas de phthisie du côté des parents du père. Gibbosité anguleuse au niveau de la 9e vertèbre dorsale. Coxalgie droite avec flexion. Pas d'abcès symptomatique, ni d'abcès concomitant.

Observation XXIX.

Lésions osseuses multiples. — Coxalgie. — Mal de Pott. (Lannelongue. Abcès froids et tuberculose osseuse, p. 174, résumé.)

Guillaume, 8 ans 1/2, entré, le 12 octobre, à Sainte-Eugénie. Coxalgie à l'âge de 4 ans 1/2. Six mois plus tard, rougeole ; puis apparition de la gibbosité dorsale.

Petit abcès froid ; gomme sous-cutanée ramollie sur le bras gauche. La mère s'est aperçue de cette petite tumeur, il y a quinze jours.

Observation XXX.

Ostéites multiples du corps du péroné gauche, de l'extrémité du tibia droit. — Spina ventosa de la première phalange du petit orteil gauche. — Abcès froid concomitant au pied droit. (Lannelongue. Abcès froids et tuberculose osseuse, p. 175, résumé.)

Husson, 6 ans, entre à Sainte-Eugénie, le 18 février 1878. Aspect lymphatique. Pas d'antécédents tuberculeux.

Il y a un an, abcès froid au niveau de l'extrémité supérieure du péroné gauche, ouvert au bout d'un mois, puis resté fistuleux. L'os est à nu au fond de la fistule. Spina ventosa au niveau de la première phalange du petit orteil gauche.

Il y a un mois, a commencé une ostéite fongueuse de l'extrémité inférieure du tibia droit.

Observation XXXI.

Abcès froid de la cuisse gauche. — Nodosités tuberculeuses sur diverses régions du corps. (Lannelongue. Abcès froids et tuberculose osseuse, p. 86, résumé.)

Jean Luller, 2 ans et demi, entre à l'hôpital le 5 avril 1879, salle Napoléon, n° 18.

Beaucoup de gourmes pendant l'allaitement, engorgement ganglionnaire du cou. Il y a un mois a débuté un abcès froid à la partie antérieure et externe de la cuisse. Au moment de l'entrée à l'hôpital cet abcès a le volume d'un petit œuf; il est sous-cutané, sans connexion avec les os.

Un second petit abcès, du volume d'un pois, existe sur la fesse droite.

Un troisième sur l'avant-bras droit, vers son milieu.

Etat général très bon.

Observation XXXII.

Abcès froids tuberculeux chez un enfant très scrofuleux, sans lésion des os. (Lannelongue. Abcès froids et tuberculose osseuse, p. 88, résumé.)

François Gravelli, 2 ans, entre à l'hôpital le 8 février 1880.

Parents bien portants. Enfant strumeux, blépharite chronique, croûte impétigineuse de la lèvre supérieure, un gros ganglion engorgé au cou du côté gauche ; de l'autre côté quelques petites glandes.

Membre supérieur gauche : ulcération croûteuse qui paraît être un abcès tuberculeux. Rien aux os.

Membre supérieur droit : ganglion de Blandin tuméfié, gomme à la partie moyenne du bras.

Membre inférieur droit : abcès sur le dos du pied, indépendant des os ; ganglion suppuré dans le pli de l'aine.

OBSERVATION XXIII.

Carie multiple.

(Traité de la scrofule, Bazin. Obs. LXXII, résumé.)

Coste, 21 ans, entre le 27 janvier 1857 à l'hôpital Saint-Louis. Constitution faible, santé médiocre. Pas de maladies sérieuses dans l'enfance. Engorgements ganglionnaires depuis longtemps au cou, dans l'aisselle, dans l'aine.

Il y a quinze mois, abcès multiples sur les orteils, deux à droite et un gauche, ouverts au bout de trois mois par M. Voillemier, qui, quelque temps après, pratique l'amputai tion des trois orteils affectés. Pas de traitement interne.

Pendant le séjour à l'hôpital, nouvelle tumeur de l'articulation métacarpo-phalangienne du quatrième doigt de la main gauche. Cette tumeur blanche s'abcède ; une fistule reste, qui ne s'est pas fermée.

Il y a un mois, nouveaux abcès, un sur le dos du pied droit, deux autres à la partie dorsale de la main droite. Entrée à Saint-Louis.

État actuel. — Pâleur, amaigrissement, muqueuses décolorées, appétit nul.

Rien d'appréciable à l'auscultation, malgré une toux fréquente depuis trois ans.

Sur le pied gauche, ouverture fistuleuse dont le malade a oublié de parler. Écoulement sanieux depuis trois mois.

Dans tous les trajets fistuleux, fongosités. Os dénudés.

Sur la main gauche, gonflement de toute la première phaange de l'annulaire ; sur la main droite, deux tumeurs occupant le dos du poignet.

Traitement. — Houblon ; huile de foie de morue. Plusieurs abcès ouverts par le bistouri.

Sorti le 7 septembre, en bonne voie de guérison.

OBSERVATION XXXIV.

Scrofule compliquée de pourriture. — Ulcère de la jambe. — Destruction du voile du palais et de la cloison des fosses nasales. (Obs. LXVI, Traité de la scrofule, de Bazin, résumé.)

Gary, 20 ans, entré le 18 avril 1860, pour un ulcère de la jambe et une lésion de même nature de la gorge et des fosses nasales.

Habitus extérieur d'un scrofuleux. Pas d'accidents scrofuleux dans l'enfance.

A l'âge de 15 ans, après un traumatisme, abcès sur la jambe gauche : ouverture au bistouri. Depuis cinq années l'ouverture a persisté, s'est étendue, a formé une ulcération qui, au moment de l'entrée, est d'une grande dimension : du genou à la partie moyenne de la jambe.

Aujourd'hui, sous l'influence du traitement (toniques, cautérisations), cicatrisation partielle.

Il y a deux mois, mal de gorge dont les effets furent de détruire une partie du voile du palais. Aujourd'hui cet organe est complètement détruit.

Tous ces désordres se sont produits sans réaction générale.

Nez aplati, déformé par destruction de la cloison. Cet accident s'est produit depuis six mois, par un gonflement auquel a succédé une ulcération recouverte de croûtes.

Le 29 janvier 1861 les ulcérations me paraissent en bonne voie de guérison. Un peu plus tard une nouvelle poussée aggravante se produit, et pendant cinq semaines continue à détruire les parties saines.

En décembre, la même année, amélioration. Cicatrisation partielle.

Le 23 mars 1862, sorti guéri.

OBSERVATION XXXV.

Arthrite chronique suppurée métacarpo-phalangienne du gros
orteil droit. Tuberculose pulmonaire (Obs. personnelle.)

X..., âgé de 53 ans, entre le 20 avril à l'Hôtel-Dieu, salle
Saint-Jean, pour une affection du pied droit.

Depuis environ six mois, il souffre au niveau de la tête du
1er métatarsien, sur le bord interne du pied et du côté de la
plante. Cette région est gonflée, douloureuse à la pression et
a rendu impossible l'usage des souliers. Il y a deux mois une
ouverture s'est faite à la peau; par cette ouverture, restée
fistuleuse, il s'écoule une petite quantité de pus.

Cette ouverture occupe le dos de l'orteil, à peu près au niveau de l'articulation métacarpo-phalangienne.

La pression du doigt est douloureuse, non seulement au
niveau de l'articulation, mais aussi en avant et en arrière,
sur les os, qui sont légèrement augmentés de volume.

Les mouvements imprimés au gros orteil font sentir et
entendre une crépitation développée par le frottement des
surfaces articulaires.

Un stylet introduit par la fistule donne la certitude que
l'articulation est ouverte.

L'état général du malade dénote une débilitatien profonde.
Il est très amaigri; ses masses musculaires sont réduites aux
plus minimes proportions.

L'appétit est perdu depuis longtemps. Il n'y a ni vomissements ni diarrhée.

Le malade tousse depuis environ dix-huit mois, il tousse
nuit et jour, expectore des crachats demi-solides, nummulaires, nageant dans un liquide clair.

L'examen de la poitrine fait découvrir une excavation volumineuse au sommet droit. Le poumon gauche, au contraire, paraît sain.

Nulle part ailleurs on ne trouve de signes de l'affection
tuberculeuse.

1er mai. M. Peyrot, suppléant M. Richet, propose au malade l'amputation de l'orteil malade.

L'opération est faite le 12 mai. M. Peyrot désarticule le
gros orteil, puis enlève l'extrémité du gros orteil avec la

Ménard.   9 rugine; le tissu osseux très ramolli se laisse pénétrer facilement. Quatre points de suture métallique, tube à drainage, pansement de Lister.

Le 13. Le malade n'a pas souffert, il n'a pas de fièvre ce matin; hier soir 38,1. Le pansement n'est pas renouvelé.

Le 14. Le pansement est laissé en place. T. M. 37,5. S. 38°.

Le 15. Pansement renouvelé. Il a coulé un peu de sérolé sanguinolente. Les points de suture sont enlevés. Le tube reste en place. La plaie paraît réunie. T. M. 37°; S. 38,2.

Le 16. Pas de sommeil cette nuit. Ce matin langue sèche, traits tirés, dépression. Dypsnée, souffle intense à la base droite, matité à la même région. T. M. 39°; S. 39,5.

Le 17. Langue sèche, sueurs profuses cette nuit. Dépression des forces. Souffle et matité du côté droit du thorax plus étendue qu'hier.

Le 18. Mort.

Le 19. *Autopsie. — Plaie.* Elle est réunie sauf sur le trajet du tube à drainage.

Poumons.— 1° *Droit.* Petites excavations au sommet. Le lobe supérieur est hépatisé sur toute son étendue. On voit de nombreuses granulations tuberculeuses disséminées, fines, d'origine récente.

2° *Gauche.* Congestion à la base. Cavité du volume du poing au sommet. Les deux lobes inférieurs sont farcis de granulations jeunes.

Foie. — Épais, jaune, gras.

Reins. — Rien de notable.

Méninges et cerveau. — Pas de lésions.

OBSERVATION XXXVI.

Ankylose ancienne du coude gauche. — Cicatrices d'abcès froids. — Tuberculose pulmonaire. — Carie du calcanéum gauche et du 5e métatarsien droit.

Azac (Arthur), 22 ans, journalier, né à Paris, entré à l'Hôtel-Dieu, salle Saint-Landry, n° 27, le 28 octobre 1883.

Ce malade est grand, maigre, élancé, peu musclé. Son père est gardien de la paix; il se porte bien. Sa mère est morte d'une maladie aiguë. Quatre frères et sœurs sont en bonne santé.

Le coude gauche est fixé à angle aigu par une ankylose fibreuse. L'affection, qui a été la cause de cette infirmité, remonte à l'enfance ; le malade ne se la rappelle pas. Au niveau de l'articulation, des cicatrices blanches adhérentes profondément indiquent qu'il y a eu des lésions osseuses de l'humérus.

A la surface de la cuisse droite et de la jambe gauche se voient des cicatrices, blanches, lisses, mobiles avec la peau. Je ne peux savoir l'histoire des affections qui ont laissé ces traces.

Depuis l'enfance jusqu'à 20 ans, la santé a été bonne. Le malade n'a éprouvé d'autre accident pathologique qu'une brûlure de la face, qui a entraîné un ectropion léger de la paupière inférieure gauche.

En 1881, sont survenues des hémoptysies multiples ; depuis cette époque, le malade n'a pas cessé de tousser un peu.

Au mois de janvier 1883, il tombe d'une échelle sur les pieds : sur le moment, il n'en ressent aucun malaise notable ; il continue à marcher sans douleur. Mais huit jours après, apparaît un gonflement sur le bord externe du dos du pied droit, au niveau de l'extrémité postérieure du cinquième métatarsien.

Quelques jours plus tard, un gonflement douloureux se produit également sur le côté externe du calcanéum gauche. Le malade entre à l'hôpital Saint-Antoine, où M. Périer ouvre deux abcès au niveau des deux régions gonflées et douloureuses. Les deux foyers de suppuration sont depuis lors restés fistuleux. C'est ce qui amène le malade à l'Hôtel-Dieu.

Au moment de son entrée, l'examen de la poitrine montre au niveau du sommet droit au dehors de la clavicule une région assez étendue de matité relative. Quelques râles humides s'étendent en avant et en arrière. L'expiration est rude et prolongée l'inspiration un peu soufflante.

M. Humbert, suppléant M. Richet, examine les trajet fistuleux, le stylet trouve à nu le cinquième métatarsien a droite et le calcanéum ; des fongosités abondantes recouvrent ce dernier en dedans et en dehors.

Supposant une partie cariée assez étendue du calcanéum ou même peut-être un séquestre non encore mobile, M. Humbert se décide a faire l'évidement de l'os.

Cette opération est pratiquée le 22 décembre.

Après avoir incisé les téguments sur la face externe du calcanéum avec le bistouri, on dénude la surface de l'os, puis, procédant avec la rugine au grattage du tissu malade, M. Humbert constate, la mobilité d'un fragment assez volumineux de l'os : ce séquestre est extrait et la cavité qu'il occupait est ruginée. Pansement à l'acide phénique.

24 décembre. Le pansement est changé. Le malade n'a pas eu de mouvement fébrile.

Le 30. Le malade va bien.

INDEX BIBLIOGRAPHIQUE

RICHET. — Mémoire sur la nature et le traitement du mal vertébral de Pott. Gaz. méd. Paris, 1835.

NÉLATON. — Recherches sur l'affection tuberculeuse des os. Th.
de Paris, 1836.

PARISE. — Observation de tuberculose des os. Arch. gén. de
méd., 1843, 4e série, t. II, p. 208.

GERDY. — Remarques sur l'anat. path. et le traitement des tumeurs blanches. Arch. gén. de méd., 1840, 3e série,
tome I.

BONNET. — Traité des maladies des articulations, 1845.

RICHET. — Recherches pour servir à l'histoire des tumeurs blanches. Annales de la chirurgie française et étrangère, 1844,
t. XI, p. 5.

— Mém. sur les tumeurs blanches. Mém. de l'Acad. de
méd. de Paris, 1853.

PANAS. — Nouv. Dict. de méd. et de chir. pratiques. Art. Articulation, 1867.

CORNIL. — Arch. de physiologie, 1870, p. 325.

KOSTER. — Arch. de Virchow, 1871.

DEBOVE. — Bull. de la Soc. anat., 1873, t. XVIII, 2e série.

POWEL. — Du pseudorhumatisme tuberculeux. Thèse de Paris,
1874.

ROUX. — Arthrite tuberculeuse. Th. Paris, 1875.

LAVERAN. — Tuberculose art. aiguë. Progr. médical, 1876, p. 727.

PRIOU. — Essai sur la tuberculose des synoviales articulaires.
Th. de Paris, 1878.

BRISSAUD. — Etude sur la tuberculose articulaire. Revue mensuelle de méd. et de chir., 1879.

— Tuberculoses locales. Arch. générales de méd., p. 129,
août 1880.

RICARD. — Contribution à l'étude de la tuberculosedes synoviales articulaires. Thèse de Paris, 1881.

COUPLAUD. — Carie de l'extrémité inférieure du tibia. Tuberculose aiguë. Méningite, tubercule de la choroïde, Lancet,
London, 1879, p. 277.

TOUSSAINT (H.). — Sur la contagion de la tuberculose. France
médicale. Paris, 1881, p. 701.

Martin (H.). — Recherches sur les propriétés infectantes de la tuberculose. Tubercule infectant et tubercule non infectant. Arch. de physiol., 1881, p. 272-275.

Société médicale des hôpitaux. — Discussion sur les rapports de la tuberculose et de la scrofule) Rendu, Thaon, Du Castel, Kiener, Labbé (E.), Villemin, Damaschino, Grancher, etc.) In Union médicale, 1881.

Creighton. — Disseminated tuberculosis not originating in a primary source of infection within the body. Trans. international congr., 7e session. London, 1881, p. 303-388.

Barwel. — Tubercular meningitis following a hip joint disease. Med. Times et Gaz. London, 1880, 347.

Leroux. — 1º De l'intervention chirurgicale dans les cas de tuberculose localisée à une jointure. Journal des Connais. méd. Paris, 1880, p. 350.

— 2º Des amputations et des résections chez les phthisiques. Thèse de Paris, 1880.

Bryant. — Case of suppuration of the knee joint associated with phthisis; amputation; recovery with disapperance of the chest symptoms. Lancet. med. London, 1881, p. 742.

Charvot. — Etude clinique sur un cas de tuberculose chirurgicale suraiguë. Gaz. hebd. Paris, 1882, p. 308.

Neumeister. — Tuberculose généralisée après les opérations pratiquées sur les arthrites fongueuses. Dissert. inaug. Würzburg. Centralbl. f. chir., nº 51, 1880.

Kœnig. — Deutsche Zeitschft. f. chir., t. II, 1878.

Paget. — Leçons de clinique chirurg., traduit de l'anglais par H. Petit, 1877.

Lannelongue. — Abcès froids et tuberculose osseuse, 1881, et Société de chirurgie, 21 juin et 12 juillet 1882.

Ollier. — De la résection de la hanche dans les coxalgies suppurées. Lyon médical, p. 19, 1881.

Nélaton (Charles). — Le tubercule dans les affections chirurgicales. Th. d'agrégation, 1883.

Baraban — Des résultats éloignés des résections des grandes articulations. Thèse d'agrégation, 1883.

Casaubon. — Contribution à l'étude de la granulie des synoviales articulaires. Th. de doctorat 1883.

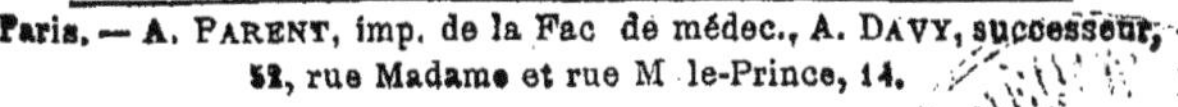

Paris. — A. Parent, imp. de la Fac de médec., A. Davy, successeur, 52, rue Madame et rue M le-Prince, 14.

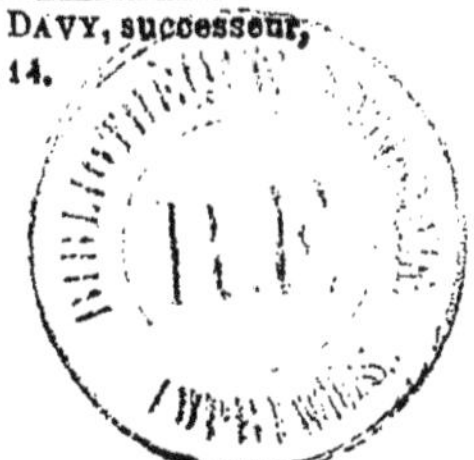

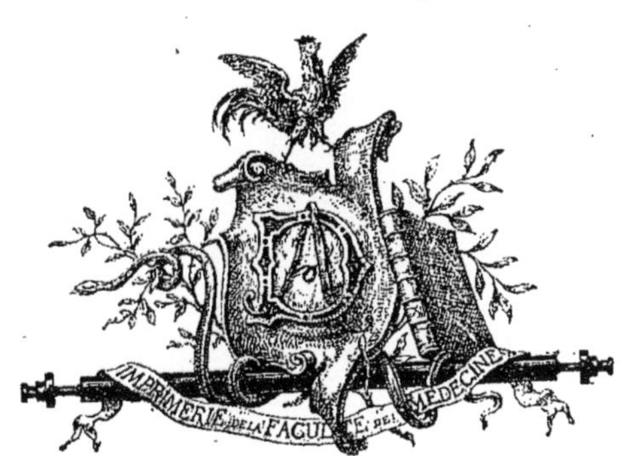
IMPRIMERIE DE LA FACULTÉ DE MÉDECINE